点穴疗法图解系列

点到病除

主编　王民集

河南科学技术出版社
·郑州·

图书在版编目（CIP）数据

点到病除/王民集主编．—郑州：河南科学技术出版社，2014.9
ISBN 978-7-5349-6799-3

Ⅰ.①点… Ⅱ.①王… Ⅲ.①穴位按压疗法 Ⅳ.①R245.9

中国版本图书馆 CIP 数据核字（2013）第 282647 号

出版发行：河南科学技术出版社
地址：郑州市经五路 66 号　　邮编：450002
电话：（0371）65737028　65788613
网址：www.hnstp.cn

策划编辑：吴　沛
责任编辑：吴　沛
责任校对：崔春娟
封面设计：苏　真
版式设计：赵玉霞
责任印制：朱　飞
印　　刷：郑州文华印务有限公司
经　　销：全国新华书店
幅面尺寸：170 mm×240 mm　　印张：10.25　　字数：114 千字
版　　次：2014 年 9 月第 1 版　　2014 年 9 月第 1 次印刷
定　　价：22.00 元

《点到病除》编者名单

主　编　王民集

副主编　张帅州　王光安　刘宜军

编　者　（按姓氏笔画排序）

王　飞　王　红　王民集　王光安

吉云鹏　刘宜军　李亚峰　杨培娜

张帅州

前　　言

本书以点穴疗法为纲，结合中医理论知识，比较系统地介绍了点穴疗法的相关知识及常见病的点穴疗法。上篇为基础篇，主要介绍点穴疗法基本知识，包括点穴疗法的历史、特点、分类、作用、原理、适应证、禁忌证、常用手法及腧穴等内容。下篇为治疗篇，包括感冒、咳嗽、哮喘、过敏性鼻炎、鼻出血、肺炎、假性近视与视疲劳、目眩、头昏眼花、胸胁疼痛、乳腺增生、睑腺炎（麦粒肿）、高血压、低血压、胃痛、胃下垂、胃及十二指肠溃疡、呕吐、贫血、糖尿病、便秘、腹泻、口腔炎、胃疼及腹痛、腰痛、痛经、带下病、遗精、阳痿、早泄、耳鸣耳聋、中暑、心动过速、冠心病、失眠、嗜睡、神经衰弱、更年期综合征、自汗、盗汗、类风湿性关节炎、风湿性关节炎、头痛、慢性支气管炎、眼部按摩等内容。全书内容浅显易懂，适合广大群众及医学爱好者阅读。

编　者

2014年1月

目　录

上篇　基础篇

下篇　治疗篇

上篇　基础篇

第一章　什么是点穴

点穴属于中医外治疗法，是以中医的脏腑、经络学说为理论基础，医者用手指或身体的其他部位，如掌根、肘或各种辅助器械，在患者的相关穴位或部位，施以点、按、压、捏、揉等手法，疏通人体经络，调和气血，扶正祛邪，平衡阴阳，调整脏腑，以达到防病治病、养生保健的方法。

点穴疗法早已应用在临床各科疑难杂症的治疗与日常生活中，它既不用药物，也不使用工具，仅凭双手在患者的体表穴位上，运用一定的手法，就能为患者治疗，它具有经济、方便、快捷、实用等特点。对有些病证的治疗几秒、几分钟、几十分钟病证就会完全恢复，可以说是手到病除，且成本较低，是一种绿色、环保、无污染的物理疗法，有比较广阔的发展前景。

第二章 点穴疗法的历史

点穴疗法是祖国医学的宝贵遗产之一，至今已有两千多年的历史，它形成于几千年来中华民族与疾病做斗争的过程中，来源于实践，已具较系统化的理论体系，反过来指导临床实践。古时候，如果由于某些原因损伤或气候变化及自然界的意外袭击，使机体或机体局部发生疼痛，人们就有意识地用手按压一定部位，发现有很好的止痛效果。比如，头痛，用拇指重压两颞部（太阳穴）以减轻头痛；踝部挤压受伤后，用手环状捏住踝部，减轻了挤压伤的局部疼痛；腹痛时，用手按抚上腹之一定部位（中脘穴附近），腹痛可得以缓解等。其实，早在春秋战国时期，点穴疗法就在民间广泛应用了。

《素问·举痛论篇》中说："寒气客于肠胃之间，膜原之下，血不得散，小络急引故痛，按之则气血散，故按之痛止。"其意是说：寒气停留肠胃之间，或者在联络脏器的黏膜之下，因寒气的影响使血液凝结在此处而不能散开，则小的络脉收缩牵引，故疼痛，若按压患处，则使凝结的血液散开，而小的络脉也能舒展，因而疼痛就此停止。很可能这是对点穴疗法原理的最早理解。1973 年，从长沙马王堆西汉墓中出土的关于导引、按跷与气功的书籍及古代文献，说明秦汉时期已有较高技艺。其中，导引、按跷即为点穴疗法的原型。因此，点穴疗法是我国古代劳动人民在长期的生活、劳动及与疾病做斗争的过程中，逐渐认识和发展起来的，是祖国医学中十分重要的内容。

后来，晋代葛洪《肘后备急方》里，有“令爪其患者人中，取醒”，以救猝死的记载。明代杨继洲的《针灸大成》中记载了给许敬庵治腰痛的医案，有“性畏针，遂以手指于肾俞穴行补泻之法”，取得疗效的记载。民国时期的《针灸传真》中记载：“指针无疏于金针，金针补泻，不外上下迎随；指针补泻，亦不外上下迎随。金针之进退补泻法，则为指针之进退补泻法，不过金针刺入也深，指针之按下也浅。”从这些材料中可以看出，随着祖国医学的发展，点穴疗法逐渐应用于实践，已成为祖国医学的重要组成部分。

第三章　点穴疗法的特点

点穴疗法是一种运用各种不同手法作用于患者经络和穴位等部位，以疏通人体经络、调和气血、扶正祛邪、平衡阴阳、调整脏腑，达到防治疾病目的的内外兼治的疗法，无副作用，而且安全、可靠、有效。归纳起来点穴的特点是：简（学习简便）、便（操作方便）、验（效果明显）、廉（价格便宜）。

一、简单易学、容易掌握

点穴疗法施术简单、易学、易懂、易掌握。如能熟悉穴位和经络效果更佳，不能掌握经络穴位，只要在患者的体表全身部位进行按摩，也可放松患者的肢体，产生舒服感，对防病健身、延年益寿也有一定的作用。

二、局部接触、操作方便

点穴疗法以双手操作为主，通过手法作用于人体体表的特定部位，从而达到防治疾病的目的。该方法不需要药物和器具，坐卧均可。

三、效果明显、适应证多

点穴按摩适用于许多疾病，尤其是对一些慢性功能性疾病或恢复期治疗的患者更加适用。有些长期瘫痪患者，施用点穴按摩可收到显著疗效。

四、经济便宜

点穴疗法，双手即可防治疾病，不需特殊设备，随时随地都可以进行治疗，是一种经济简便而又奇特的治疗方法。

第四章　点穴疗法的分类

根据治疗目的的不同，点穴疗法可分为以下两种：

一、医疗点穴疗法

医疗点穴疗法是根据患者的具体病情，经过辨证分析，在体表特定的经络、穴位、痛点部位，施用各种不同的手法，并持续一定的时间，以起到调整脏腑的生理功能，改变疾病的病理、生理过程，使疾病得以缓解、消除的防病治病疗法。

根据治疗的范围大小，医疗点穴疗法又可分为全身性点穴和局部性点穴。这取决于患者的具体情况，有些症状表现为全身性，牵涉范围较大，如神经症，老年性颈椎、胸椎及腰椎的骨质增生，多发性的关节炎等，均可考虑进行全身性的按摩。但为了突出疗效，可先以一个部位为主，其余的部位为辅。有些疾病的部位局限，牵涉范围较小，故在治疗中，可以局部为主，如各关节部位的软组织扭伤、挫伤、腱鞘炎，以及各器官、组织的局部病变，均可进行局部性点穴。

二、保健点穴疗法

保健点穴按摩又可分为两类，一类是健身长寿点穴按摩，这主要是针对中老年而言。人进入老年后，体内各脏腑、器官的功能都趋于衰退，功能逐渐下降。这如同机器一样，由于使用多年，某些零件就必然出现磨损、老化。当工人给机器清洗油污，加上新的润滑油并进行修理时，机器便又可以再次发挥原有的功能。这个道理就和我们给老年人进行点穴保健一样，可以使老年人的脏腑及各器官的功能得到改善，并提高老年人的肢体的灵活性，故能达到推迟衰老，延年益寿的作用。对于患有慢性病的老年人，可以起到治疗的功效。例如，患有心血管疾病的人，经点穴按摩治疗后，可使血管扩张，减少血流的阻力，减轻心脏的负担，使心搏有力，脉率减少，呼吸加深，血压下降。因此说，按摩点穴可以使疾病减轻，抵抗力增强，起到扶正祛邪、增强体质、延长寿命的作用。

另一类是健美美容点穴疗法，主要是针对青少年而言，点穴疗法可以塑造体形美并对面部美容有着奇特的、药物达不到的功效。点穴疗法可使人体肌肉富有弹性，皮脂分泌通畅，皮肤柔润有光泽，面色红润，皱纹减少。这是因为点穴按摩能使皮下毛细血管扩张，血液循环加强，皮肤营养改善，从而提高了组织代谢和皮肤呼吸的功能，使苍白及缺乏弹性的皮肤改变颜色；同时点穴按摩还能减少多余的脂肪，加快代谢，有助于减肥。点穴疗法不仅能使体形健美，而且还能美容，使面色白里透红，富有弹性，溢出健康的美，因此，有“点穴胜过减皱霜”之说。

第五章　点穴疗法的作用

现实生活中，很多人的起居、饮食、体育锻炼、卫生习惯等，与科学、健康的做法背道而驰。特别是当一些人生病，或者身体的一些功能出现失调的时候，因精神负担过重、用药不当等，又会患上一些不该得的疾病，结果雪上加霜，落入痛苦的深渊；严重者甚至造成终生残废，给个人和家庭都带来不幸。健康长寿是人们的共同理想，从人生的现实意义上来说，它也是人类生活中最大的幸福和快乐。传说中的彭祖，活了800余岁，其养生要诀有三条：第一，消除紧张；第二，顺其自然；第三，自我按摩。点穴按摩固然可以调整人脏腑功能，起到防病治病的目的，但日常生活中的养身保健，则可以最大限度地保证身体的康健，增强抗病功能。

点穴疗法是以中医经络理论为基础的，可归为中医的外治疗法的范畴。人体有十四条经脉与五脏六腑相连结。五脏为阴（心、肝、脾、肺、肾），六腑为阳（大肠、小肠、胃、胆、三焦、膀胱），心经分阴心经和阴心包经，再加上身体前面的任脉和背后的督脉，合计为十四经脉。如果某一经络发生病变，或阴阳不平衡，人就会得病。俗话说，不通则痛，不荣则痛，也就是说经络腧穴瘀滞不通可以产生疾病，气血的亏虚也可以产生疾病。点穴疗法有疏通人体经络，调和气血，扶正祛邪，平衡阴阳，调整脏腑的功能，从而起到防病治病、保健养生、延年益寿的作用。

前面我们了解了许多关于点穴的知识，那么点穴究竟有哪些作用呢?

1. 疏通经络、调和气血：人体得病后会出现身体不舒服或产生各种疼痛，其原因主要是人的机体受到风、寒、湿等六淫之邪或其他病邪的侵袭，使经气不通，营卫不和；脏腑病变也可波及经络而使经络气血痹阻，气血壅滞，从而生发“不通则痛”等病变。通过在人体相应的穴位上进行点穴疗法则可激发、疏通和调节经气，促使气血运行，从而使病变得以消除。

2. 扶助正气、祛除病邪：疾病的发生、发展、传变与正邪的盛衰、消长有关。点穴疗法选取某些相关腧穴采用较轻刺激手法——“补法”，有兴奋机体的作用，可扶助正气，“补其不足”，使低下的机体功能恢复正常，而选取某些相关腧穴采用较强刺激手法——“泻法”，可疏泄和祛除病邪，“泻其有余”，从而使亢进的机体功能恢复正常。这就是点穴按摩扶助正气、祛除病邪的作用。

3. 平衡阴阳、调理脏腑：阴阳失调是一切疾病发生的根本原因：“阳盛则阴病”，“阴盛则阳病”，“阳盛则热”，“阴盛则寒”，脏腑功能失常是导致阴阳失调的重要原因之一，而阴阳失调，又反过来影响脏腑的功能。选用相关腧穴，采用相应点穴手法并恰当确定刺激时间，可调节阴阳的偏盛偏衰，调节脏腑的功能活动，使其恢复到正常状态。一般来说，点穴刺激手法重，时间长，适宜于治疗阴盛（寒实）证；而刺激手法轻，时间短，适宜于治疗阴虚。正是由于不同的点穴方法消除了阴阳、脏腑偏盛偏衰，偏虚偏实的病理状态，所以，疾病也就随之痊愈了。

当然，点穴的上述作用也都是互相联系、相互作用，疏通经络、调和气血、扶正祛邪，便可达到调节阴阳、调理脏腑之目的；而调节阴阳、调理脏腑，亦可达到扶正祛邪、疏通经络、调和气血的效果。

现代医学研究表明，点穴疗法有调节神经系统、心血管系统以及其他各系统功能的作用，有镇痛、增强机体免疫和病痛防御等作用，因而能治疗疾病。

第六章　点穴疗法的原理

点穴疗法有疏通人体经络、调和气血、扶正祛邪、平衡阴阳、调整脏腑功能的作用。所以，点穴治病是和经络、腧穴的治疗作用分不开的。

经络学说是祖国医学的基础理论之一，它是我国劳动人民在长期的临床实践中，逐渐总结、积累、归纳而成的系统理论。经络是人体内运行气血的通道。“经”，有路径的含义，为直行的主干；“络”，有网络的含义，为侧行的分支。经络概指经脉和络脉。经脉以上下纵行为主，系经络的主体部分；络脉从经脉中分出侧行，系经络的细小部分。《灵枢·脉度》指出：“经脉为里，支而横者为络，络之别者为孙。”经络纵横交错，遍布全身，是人体重要组成部分。经络能运行气血、联络脏腑、沟通内外、营养全身、抗御病邪、保卫机体，把人体连接成一个有机的整体以进行正常的生命活动。

腧穴是人体脏腑经络之气输注于体表的特殊部位。腧，本写作“输”，或从简写作“俞”，有转输、输注的含义，言经气转输之所；穴，即孔隙的意思，言经气所居之处。经穴均分别归属于各经脉，经脉又隶属于一定的脏腑，故腧穴、经脉、脏腑间形成了不可分割的联系。

经络与穴位的关系是经络以穴位为据点，穴位则以经络为通路。经络犹如公共汽车或铁路的一条路线，穴位则为路线上的一个车站，所以在点穴中，要想取得好的疗效，必须找到经络和穴位的准确位置。点穴治疗的效果，同掌握好经络和穴位的准确位置有重要关系。

第七章 腧穴的主治特点

穴位是经脉气血散发、出入的处所。一旦有病，又成为疾病的反应点。因此，点穴疗法是通过刺激穴位以激发人体经络气血，达到扶正祛邪，调整阴阳，从而维护身体的健康。因此，在进行点穴疗法之前，应该多了解一些穴位的治疗作用。那么，穴位究竟有哪些主治特点呢？

1. 近治作用：近治作用是指腧穴均具有治疗其所在部位局部及邻近组织、器官病证的作用。这是一切腧穴主治作用所具有的共同特点。

例如，睛明、承泣、攒竹、瞳子髎等眼部及其周围的经穴均能治疗眼病；听宫、听会、耳门等耳部及其周围的经穴均能治疗耳病；中脘、建里、梁门等胃脘部及其周围的经穴均能治疗胃痛；阿是穴可治疗所在部位局部的病痛等。

2. 远治作用：远治作用是指腧穴具有治疗其远隔部位的脏腑、组织器官病证的作用。腧穴不仅能治疗局部病证，而且还有远治作用。这里说的主要是位于四肢的肘、膝关节以下穴位的经穴，远治作用尤为突出。例如，合谷穴不仅能治疗手部的局部病证，还能治疗本经脉所过处的颈部和头面部病证；足三里穴，本属足阳明胃经穴，主要调理肠胃功能，也正因为调整了肠胃功能，故加强了机体的营养和吸收而对全身起强壮作用。肝开窍于目，故取肝腧可兼治眼病等。奇穴也具有一定的远治作用，如二白治疗痔疾，胆囊穴治疗胆疾等。

3. 特殊作用：特殊作用是指有些腧穴具有双向的良性调整作用和相对的特异治疗作用。所谓双向良性调整作用，是指同一腧穴对机体不同的病理状态，可以起到两种相反而有效的治疗作用。例如，腹泻时天枢穴可止泻，便秘时天枢穴可以通便；内关可治心动过缓，又可治疗心动过速。此外，腧穴的治疗作用还具有相对的特异性，如大椎穴退热，至阴穴矫正胎位，阑尾穴治疗阑尾炎等。

第八章 点穴疗法的适应证

点穴疗法广泛适用于人体的功能性疾病，各脏腑器官的功能障碍和慢性炎症，以及各个部位的软组织损伤等，而且治疗效果良好。

1. 神经系统疾病：如神经证、神经衰弱、神经性头痛、神经根炎、肋间神经痛、坐骨神经痛、面神经痉挛及面神经麻痹等。

2. 运动系统疾病：如颈椎病、落枕、肩周炎、腰椎间盘突出症、急性腰扭伤、慢性腰肌劳损、关节脱位、四肢关节软组织损伤等。

3. 呼吸系统疾病：如感冒、咳嗽、哮喘、咽喉肿痛、鼻炎、气管炎等。

4. 消化系统疾病：如急、慢性胃肠炎，消化不良，胃下垂，肠粘连，便秘，腹泻等。

5. 泌尿系统疾病：如泌尿系统感染、膀胱炎、前列腺炎、尿频、尿失禁、遗尿等。

6. 妇科疾病：如痛经、闭经、月经不调、功能性子宫出血、子宫脱垂、盆腔炎、白带过多及乳腺炎等。

7. 五官疾病：如鼻炎、近视、斜视、耳鸣、耳聋、牙痛等。

8. 小儿疾病：如小儿消化不良、佝偻病、惊风、小儿麻痹、斜颈、遗尿症等。

第九章 点穴疗法的禁忌证

点穴疗法尽管有很多优点，但是，点穴作为治疗疾病的一种手段，在许多方面也有它的不足之处，因此我们还应该了解它的禁忌证，这对于我们来说很重要。具体如下：

1. 急性病：包括急腹症、炎症急性期、热性病及传染病等，如急性胃、十二指肠溃疡及穿孔者。

2. 各种肿瘤、结核、化脓性关节炎、老年骨质疏松症、骨髓炎、骨折初期、关节脱位复位后初期的患者等禁用手法治疗。

3. 严重的心、脑血管疾患者，体质虚弱，不能承受推拿手法刺激，易造成昏厥，如严重的高血压、心脏病、癌症晚期患者。

4. 传染病：如结核、肝炎患者。

5. 有出血倾向的疾病：如白血病、再生障碍性贫血、血小板减少性紫癜、过敏性紫癜等患者。

6. 严重的皮肤病、治疗部位皮肤破损者，如湿疹、脓肿、皮肤冻伤、皮裂伤、烫伤。

7. 精神病患者发作期。

8. 过饥过饱、酒醉、劳累过度者。

9. 妇女妊娠期、经期、产后未恢复者，禁止在腰、臀、腹部行治疗，妊娠妇女禁忌指压合谷、三阴交等活血行气的穴位。

第十章　点穴疗法的常用手法

点穴手法是用手或肢体的其他部分，按各种特定的技巧动作，在体表操作的方法。点穴手法种类甚多，在应用上又各有特色。这里我们仅向大家介绍几种比较实用、易学易会、易见成效的点穴手法。点穴的治病效果好坏，除了要求操作者准确掌握经络及穴位之外，点穴的手法也是起重要作用的。

点穴手法的基本要求是持久、有力、均匀、柔和，从而达到深透之功，其中持久、有力、均匀、柔和是手段，而深透才是目的。

1. 持久：是指手法能够按照要求持续运用一定的时间，才能保证达到一定的治疗作用。

2. 有力：是指手法要有一定的力度，这个力度是技巧的力而不是蛮力。因疾病的不同，力度随患者的体质、病症、部位等情况而异，力度直接影响到治疗效果。

3. 均匀：是指要求手法在保持一定压力的情况下，根据不同的手法而掌握一定的节奏，不可忽快忽慢、时轻时重，要达到匀速、匀量，只有保持良好的节奏，才能保证治疗力的充分作用。

4. 柔和：是指手法要轻而不浮，重而不滞，不可暴力及蛮力，变换动作要自然，应让患者基本上感到舒适的情况下来完成治疗。不可伤及局部皮肤、皮下组织甚至更深层组织。

5. 深透：是指手法力量要深达体内，“力”达到所要治疗的部（穴）位，也就是古人所指的“适达病所”，过之与不及均不可取，“轻而不浮，重而不滞”更是精辟地概括了这一要求。

“轻”手法的操作应使手法的治疗力作用到所要治疗的深度，而不能浮在肌肤的表面；“重”手法的操作不可滞留在不是治疗的部位，而应达到所需治疗的层次。

此外点穴手法必须认真演练，才能熟练掌握并运用自如。只有掌握住持久、有力、均匀、柔和，才能保证深透手法在操作过程中，尤其是在穴位上操作时也应有类似针灸“得气”的感觉，除患者本身可出现麻、胀的感觉外，有时还可有舒服、酸痛的感觉。在操作时，操作者也可感到很舒顺、畅快，这就是常说的“手感”。手感出现与否，可直接影响治疗效果。《医宗金鉴·正骨心法要旨》说：“法之所施，使患者不知其苦，方称为手法也。”要想达到如此熟练精妙的程度必须刻苦练习，不断实践，乃至得心应手，做到“一旦临证，机触于外，巧生于内，手随心转，法从手出”。

下面介绍几种常用的点穴手法。

一、点法

点法有指点法和屈指点法两种。

【操作要领】

（1）指点法是用指端点压穴位或身体一定部位（图 10.1）。

（2）屈指点法是用指间关节点压穴位或身体一定部位（图 10.2）。

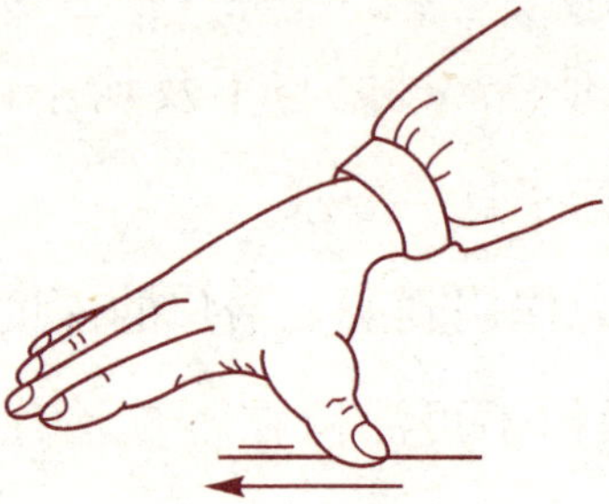

图 10.1　指点法

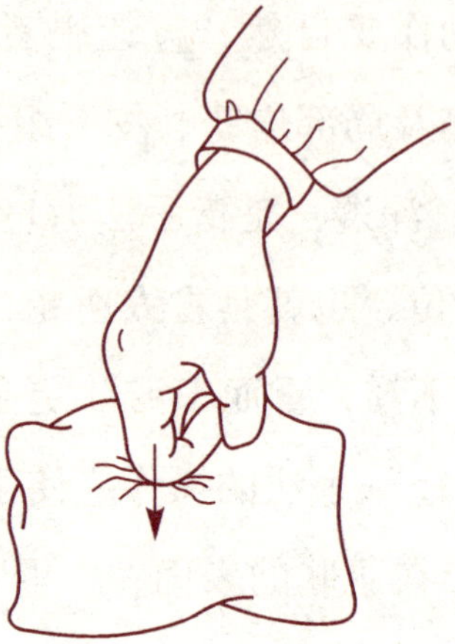

图 10.2　屈指点法

【临床应用】

点法常用在肌肉较薄的骨缝处，具有开通闭塞，活血止痛，调整脏腑功能的作用，适用于脘腹疼痛及腰腿痛等病证。

【注意事项】

（1）点法与按法的区别是：点法作用面积小，刺激量更大。

（2）点法刺激很强，使用时要根据患者的具体情况和操作部位酌情用力。

二、点按法

点按法是用点法和按法交替施术于穴位或身体一定部位的手法。

【操作要领】

以拇指指腹着力于施治部位，用腕、臂的力量由轻到重逐渐向下按压，待刺激深达组织深部后，逐渐减轻压力（图 10.3）。背部或肌肉丰厚的地方，还可使用单手加压按法，也就是一手在下，另一手轻轻用力压在其指背上。另有掌按法如图 10.4 所示。

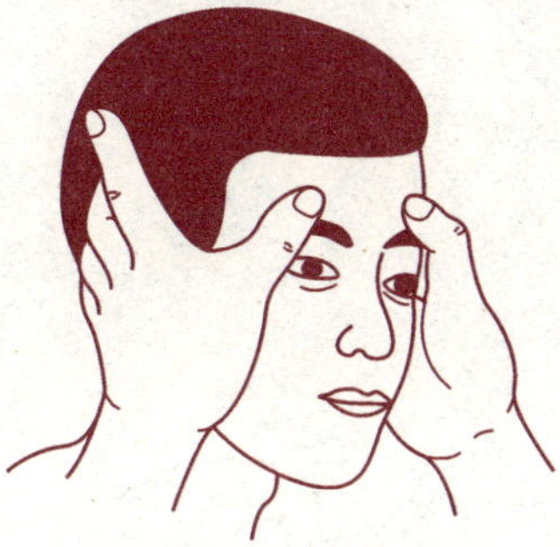

图 10.3 点按法

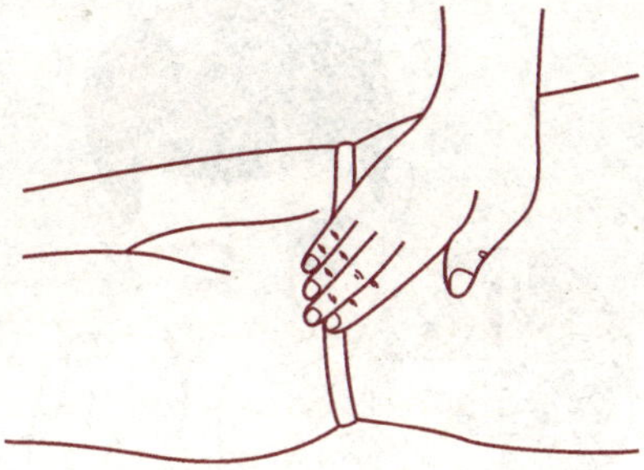

图 10.4 掌按法

【临床应用】

点按法有放松肌肉、开通闭塞、活血止痛的作用。刺激较强，适用于全身各部穴位，常用于腰背筋膜炎、头痛、颈椎病、肩周炎、腰椎间盘突出、肢体酸痛麻木疼痛、风寒感冒、高血压、糖尿病、偏瘫等多种病症的治疗。

【注意事项】

（1）点按法操作时着力部位要紧贴体表，不可移动，用力方向多为垂直向下或与受力面相垂直，用力宜由轻到重，稳而持续，使刺激充分达到组织深部，不可用暴力猛然按压。

（2）在操作上须结合患者体质的强弱、胖瘦，病情的轻重及得病时间的久暂，选用适当的轻、重手法，以感到酸麻胀痛为止，略同于针刺的得气。时间较其他手法稍长，一般一个穴位 3 分钟左右。

（3）开始时，必须逐渐施加压力，不可突然发力。结束时，也应逐渐减轻指力，最后离开皮肤。施术手掌应随患者呼吸而起伏，即呼气时徐徐按下，吸气时缓缓放松。

三、切法

切法是用拇指、食指或中指指甲切按穴位的一种手法（图 10.5）。

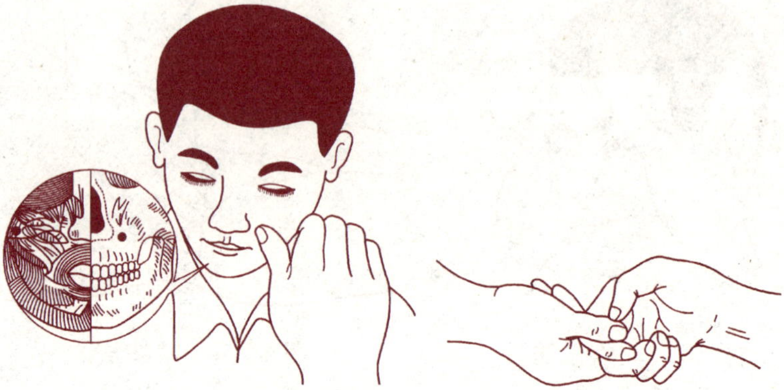

图 10.5　切法

【操作要领】

操作时可用少许脱脂棉，覆在指甲上，防止切伤皮肤，用力需要轻而缓慢，尽量避免切处疼痛。

【临床应用】

本法多用于部位狭窄的穴位，如迎香、少商等穴，有止痛之效，如切十宣（在手指，十指尖端，距指甲游离缘 0.1 寸，左右共 10 穴）与人中穴，用于急救及醒脑（图 10.6）。

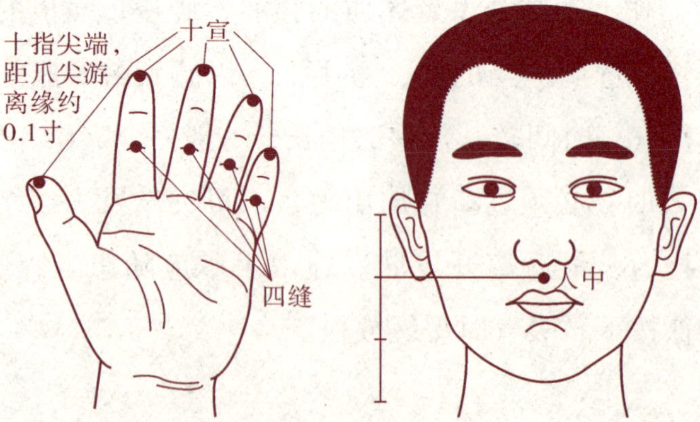

图 10.6　十宣和人中

【注意事项】

切穴手法的轻重，应根据患者的自觉情况而定。不要用力过重，以免切破皮肤。

四、摩法

以指腹、手掌掌面或掌根着力于一定的部位或穴位做环旋而有节律的抚摩动作，称为摩法（图 10.7）。

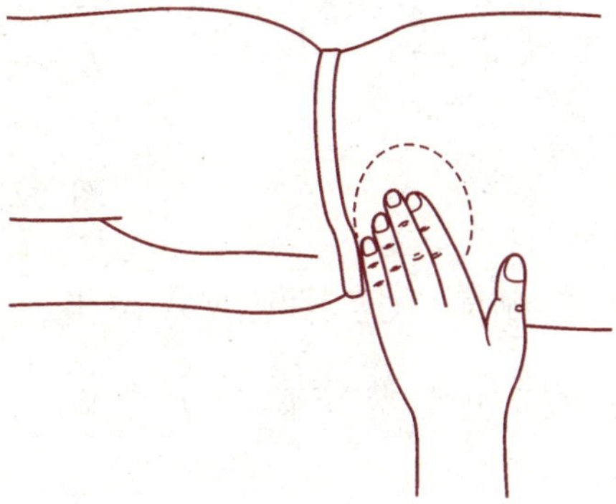

图 10.7　摩法

【操作要领】

指摩法是用指腹贴附于一定部位或穴位上做有节律的环转动作，肘应微屈，腕部放松，以腕关节为中心，连动掌指来完成，动作宜轻缓柔和。

【临床应用】

摩法轻柔缓和，具有温经散寒、理气消积的作用，常用于胸腹及胁肋部，治疗胃脘痛、胸胁胀满、消化不良、泄泻、便秘等消化系统疾病。唐代百龄名医孙思邈提倡“食后行百步，常以手摩腹”。顺时针为泻可治疗便秘（疗效好，无副作用），逆时针为补则可治疗腹泻（操作频率缓）。

【注意事项】

（1）摩法不能带动皮下组织。

（2）为达到满意的治疗效果，操作时还可用滑石粉、姜葱汁、松节油、按摩乳等作为辅助药物。

五、点揉法

点揉法是点法与揉法在施术过程中混合使用的一种手法（图10.8）。

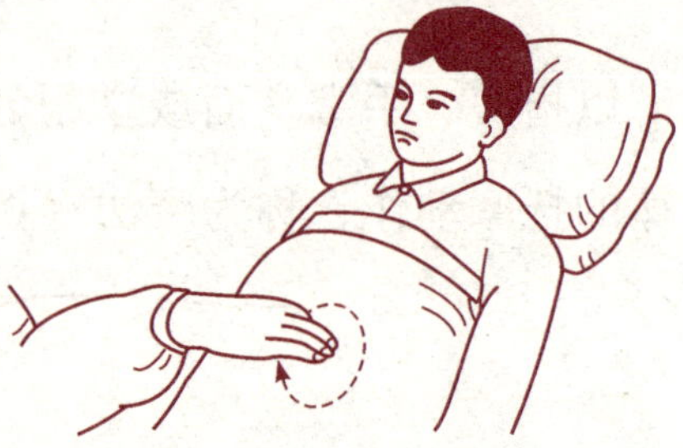

图 10.8 点揉法

【操作要领】

点揉法是用指腹部贴附一定部位或穴位上，做轻缓旋揉的节律性动作，操作时需蓄力于指，吸定在操作部位，与点法交替使用。

【临床应用】

（1）点揉法有温经理气，散瘀止痛的作用，适用范围较广，头面、胸胁部均可应用，可治疗头痛、脘腹痛及软组织损伤等症。

（2）揉法的揉转，由于连续平揉的刺激，引起酸麻或酸困等感觉，能使穴位组织发生变化，调节生理功能，产生抵抗疾病的作用。同时，在揉的动作上，不论速度的快慢，都会直接地促进血液的循环。

【注意事项】

（1）“点揉”是两者结合的动作，是“点”和“揉”两种力量互相结合的方法。按劲是重手按住肌肉不动，摩劲是轻手摩着皮肤不停。揉动时手指的尖端不能离开所接触的皮肤，手指连同皮肤及皮下组织做一小圆形转动，勿使手指与皮肤呈摩擦状态，否则便成了按摩中的摩法。

（2）手法的轻重，要根据患者体质的肥瘦、病情的新久而定。体质瘦弱和病情长者，用轻手法；体质肥壮和新病者，用重手法。但有时肥壮者也有用轻手法，瘦弱者也有用重手法。这样的变化方法，是根据疾病的特殊情况而灵活决定的。

（3）关于点揉的面积，一方面取决于穴位的部位，另外还要根据疾病的情况而定。但主要的是在穴位的周围约1 厘米远近作为点揉的中心范围。点揉范围的大小，虽然可以酌情增减，但手指尖端不能离开穴位中心，否则就失去本手法的作用。所以，整个手指的运动范围，恰如画一个圆锥形，即手指尖端为圆锥尖，而指的上端则为较大的圆周范围。

六、点按揉法

点按揉法是一种复合手法，即操作者采用手指、手掌或肘部在患者某一部位或经穴上进行治疗的一种方法（图 10.9）。

此法按不同部位分类为指、掌、肘三种方法。

【操作要领】

操作者采用拇指或其他指面点按揉，多用于经穴和痛点（阿是穴）。

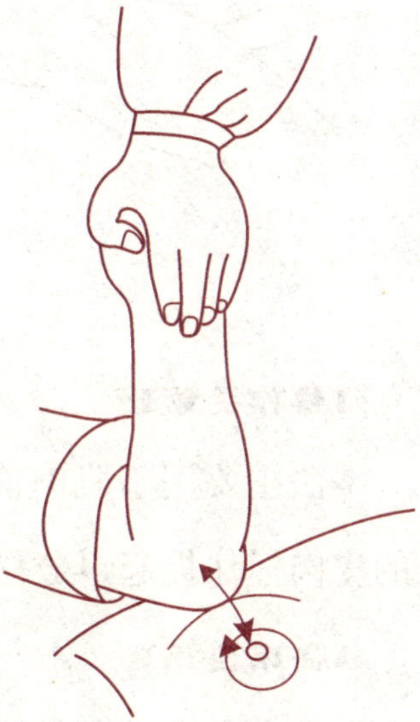

图 10.9　点按揉法

【临床应用】

参照点法、点揉法及点按法。

【注意事项】

按揉的深度要求透达骨骼、关节、脏腑，浅则达到皮肉。在患者感到有一定压迫感后，持续一定的时间，再缓缓放松减压，可间断性地一点一放，有节奏地点揉。

七、捏法

捏法是用拇、食两指及拇、中两指或拇指与其他各指，在上下方或左右方对称相向用力，捏压在两个穴位或一个穴位上（图 10.10）。

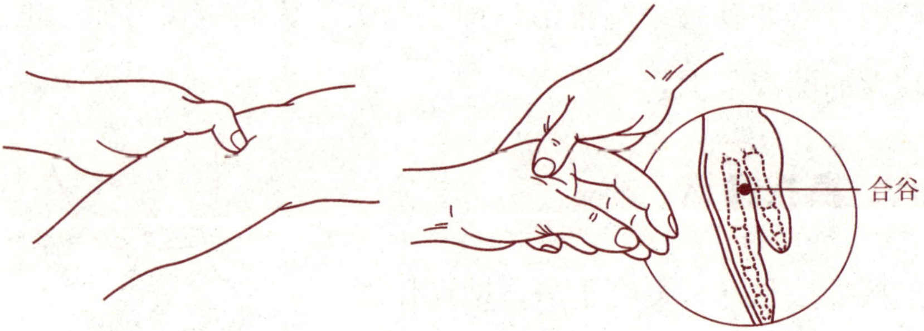

图 10.10　捏法

【操作要领】

本法主要用于肌肉能捏的部位，操作时用拇指和食指，把穴位上的皮肉捏住提起再放松为 1 次。

【临床应用】

本法有宣通活血作用，可用于慢性病症。

八、拿捏法

拿捏法是手指拿捏患者肌肉、肌腱的一种治疗手法（图 10.11）。

【操作要领】

操作时，用拇指和食、中两指或其他四指相对用力，在选定的治疗部位上进行一紧一松的捏拿手法。

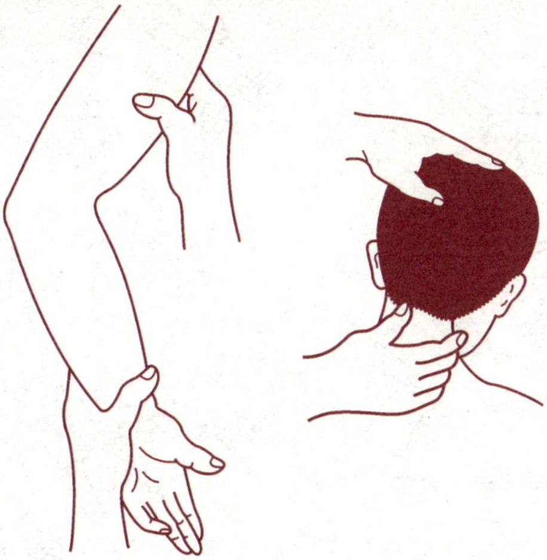

图 10.11　拿捏法

【临床应用】

拿捏法作为一种刺激性较强的兴奋性手法，有祛风散寒、活血止痛等治疗作用，适用于成人及小儿消化系统疾病，如消化不良、腹痛、腹泻、便秘、呕吐等。

【注意事项】

拿捏法的操作部位应是神经、肌腱、肌肉软组织丰富之处；捏后迅速松开。每次治疗时以有酸胀感、热感为宜。在捏拿时还应注意不要损伤正常组织。

九、推法

推法用拇指端、手掌或肘尖部紧贴患者皮肤向前直推，亦可沿筋肉结构形态顺而推之（图 10.12）。

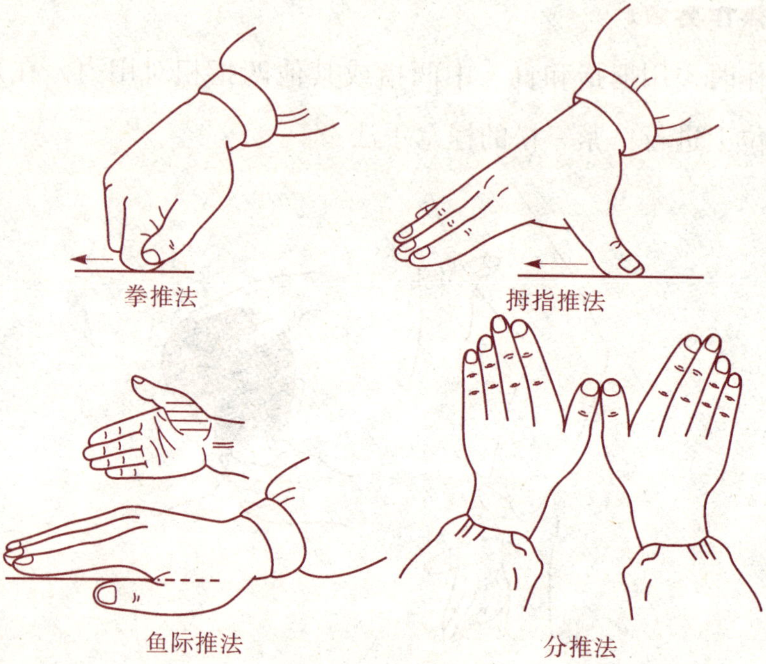

图 10.12　推法

【操作要领】

拇指推法是指用拇指端着力于施术部，余指置于相应位置以固定助力，拇指及腕臂部主动施力，呈短距离单向直线推进。多用于头面部、颈部及肢体远端。

【临床应用】

推法有通经活脉，解痉止痛，散瘀消肿的作用。对外感发热，上、下肢肌肉痉挛，胸腹胀痛，便秘，食积癃闭，高血压，头痛失眠，腰腿痛，腰肌劳损，风湿痹痛，感觉迟钝等病均有治疗作用。

【注意事项】

（1）紧贴皮肤，速度宜缓慢均匀。

（2）压力适中，推行线路要直，腕关节和前臂要呈一条直线。

（3）可用介质，如按摩油、润滑剂，避免擦破皮肤。

十、抹法

【操作要领】

操作时用拇指（单或双拇指）指腹贴附于皮肤，和缓轻柔地做上下或左右往返移动，不应带动皮肤（图 10.13）。

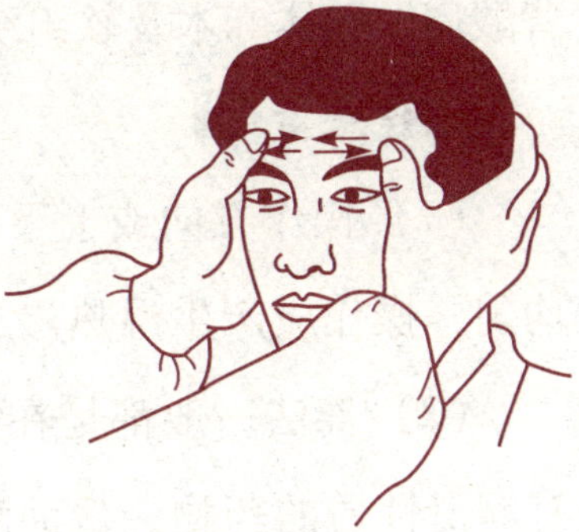

图 10.13　抹法

【临床应用】

抹法有开窍镇静、醒脑明目等作用。适用于头面及颈部，用于治疗头晕、头痛、失眠、颈椎病及面瘫等病证。

十一、擦法

擦法是用手掌着力于一定的部位上，进行直线擦动（图 10.14）。

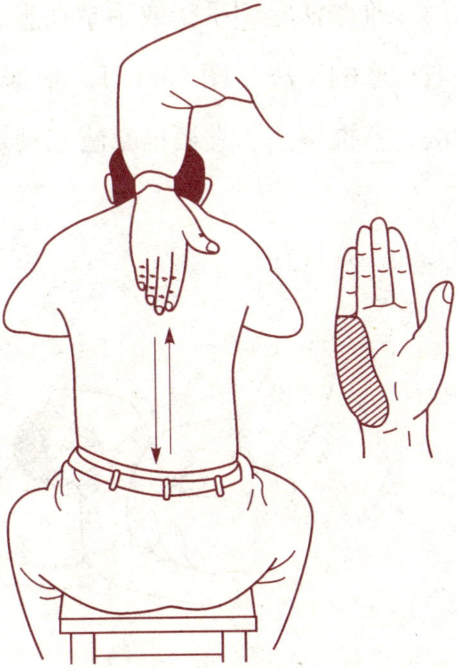

图 10.14　擦法

【操作要领】

（1）掌擦法在动作上虽和掌推法有相似，但在速率上掌擦法要比掌推法快，更不同的是掌擦法不具备掌推法那样大的压力。

（2）掌推法多为单方向直线运动，而掌擦法多为直线往返动作。

【临床应用】

运用擦法能使局部产生温热感，有舒筋活络，理气止痛，健脾和胃，消瘀退肿，祛风散寒等作用，可用于治疗胃脘痛、消化不良、腰背酸痛、肢体麻木及软组织损伤等。

【注意事项】

（1）操作方向或上下，或左右，不可歪斜，动作稍快，用力要均匀，操作应产生温热渗透感。

（2）擦法一般都是在治疗的最后应用，操作时可以配合使用具有润滑性质的药物，帮助润滑皮肤，透达热力，以提高疗效。

十二、推摩法

推摩法是用手指或手掌在患者体表或某经穴上做前后、上下或左右推摩的手法（图 10.15）。根据此法的不同部位及作用，分为指推摩法、掌推摩法、掌根推摩法三种。

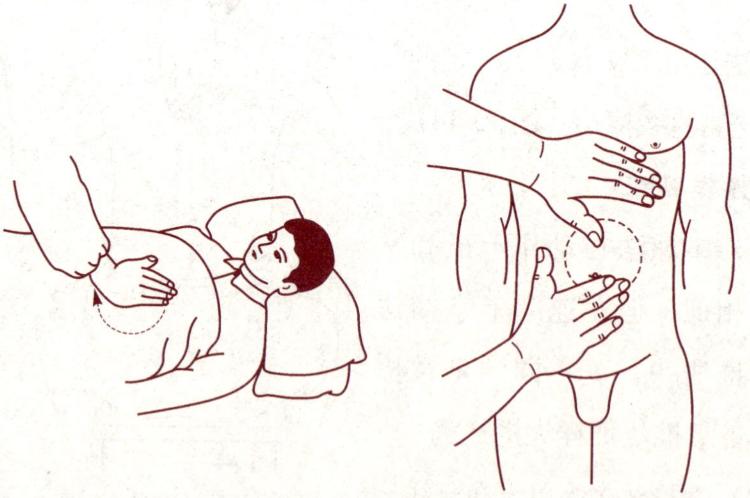

图 10.15　推摩法

【操作要领】

用手指的指腹接触经穴做回旋或分推摩，常用于头、面、背、四肢或经穴处，如推额部的印堂穴等。

【临床应用】

轻推摩法可改善血液循环，重推摩法具有松弛肌肉、消除病痛等作用。

【注意事项】

（1）操作时，作用力温和而深浅适宜，可达表皮或皮下。推摩的频率要依照病情需要而定，开始稍慢，逐渐增快。

（2）根据着力的强弱和推进速度的大小，推摩又分轻推摩与重推摩两种。轻推摩时速度较快，每分钟70~80次，用力也较小；重推摩时速度较慢，每分钟约10次，用力较重。只有根据患者病情合理使用，方能达到治疗疾病的作用。

十三、点叩法

点叩法是点法与叩法合用的一种复式手法，用手指端点叩经络、穴位的一种手法。点叩法分中指点叩法和梅花指点叩法两种。

【操作要领】

（1）中指点叩法：中指做半屈曲状，其余各指虚握，腕关节放松屈伸，使中指端点叩穴位上，适用于合谷穴或颅顶等穴位较狭窄的部位（图10.16）。

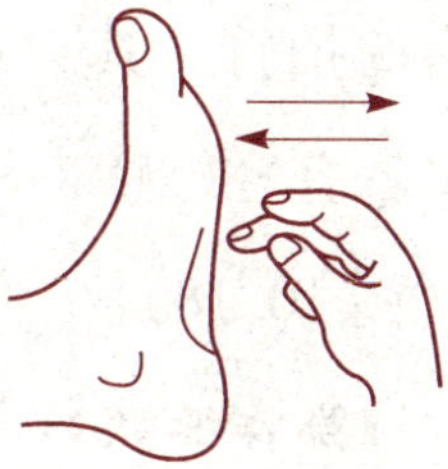

图10.16　中指点叩法

（2）梅花指点叩法：除拇指外，四指并拢，指端排列平齐，腕关节放松屈伸，点叩穴位上，多用于前额部（图10.17）。

【临床应用】

（1）本法有发热作用，操作后在皮肤上出现微红微热的现象，故在四肢厥逆时宜用之。

（2）对于感冒，可配合点揉法和捏法，点叩合谷穴、足三里穴数小时后，即可发汗退热。此法对退表热效果较好，但对退实热，就不可用此法。

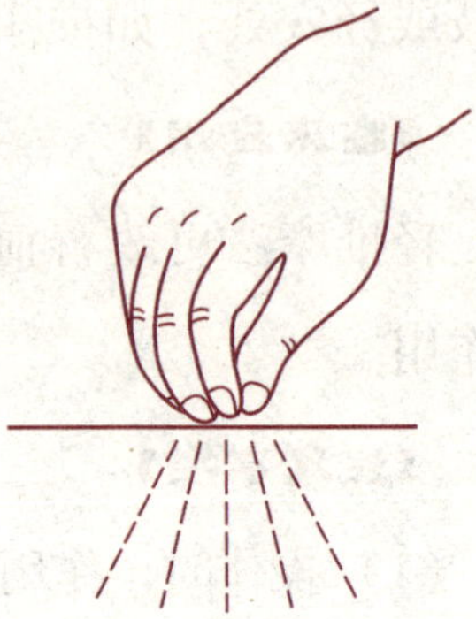

图 10.17　梅花指点叩法

【注意事项】

（1）操作时腕关节发力，动作轻巧有劲，有一定的弹性、节律，叩法要深达骨部。

（2）点叩打力的轻重与速度的快慢，要视病情而定。

十四、拍打法

拍打法是操作者在患者的一定部位上，用手掌、手指或空掌有节奏的拍打，其力可达皮下组织和肌肉，使患者有轻松感，从而达到治疗疾病的功效（图 10.18）。

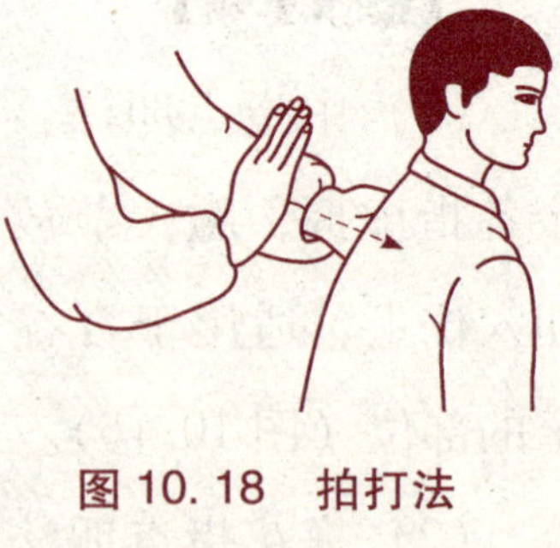

图 10.18　拍打法

【操作要领】

操作时肩、肘关节放松，以前臂发力，用手掌、手指或空掌，做中等刺激量的拍打，多用于四肢及腰背部，其作用力深透，可达肌肉、关节和骨骼。

【临床应用】

拍打法有行气、活血、疏通经络、固肾健脾、强身健体的作用。重力拍打可使神经兴奋，轻力拍打可使筋骨舒展。

【注意事项】

（1）根据患者的病情、体质及适应力，选择适宜的治疗部位或经穴，循序渐进地增加拍打次数和强度。

（2）操作时，腕部要灵活、动作协调、要有弹性，由轻至重进行拍打。

（3）防止因手法过重而引起不良反应。手法以患者有舒适、轻松感为宜。

十五、振颤法

振颤法是医者在患者一定的部位上，用手指、单手或双手掌重叠将皮肤拿起，做快速而有节奏的上下颤动；其力可达皮下组织，使局部有振颤感（图 10.19、图 10.20）。

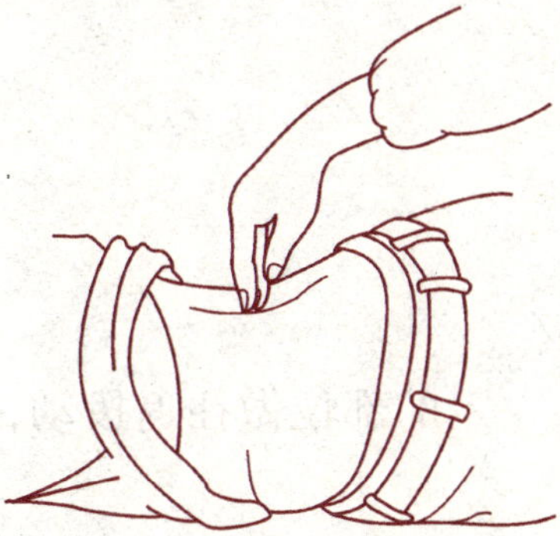

指振法

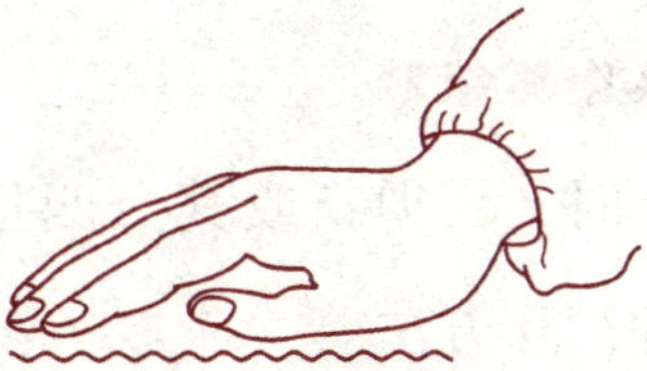

掌振法

图 10.19　振颤法（1）

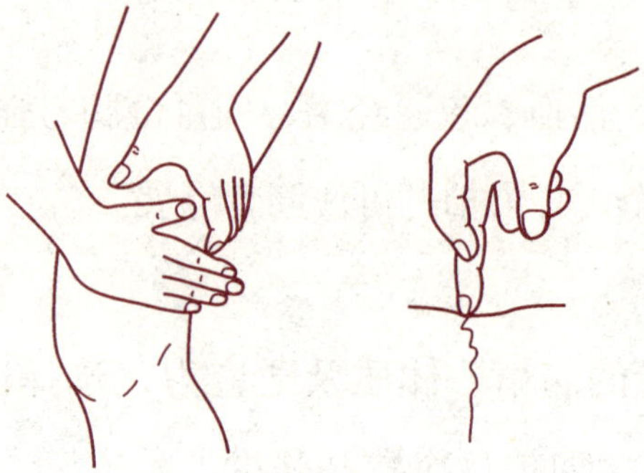

图 10.20 振颤法（2）

【操作要领】

（1）用手掌按在穴位周围，一般腹部、腰部等，如中脘、神阙、关元穴等处。按着稍停，微做振颤，几分钟即可。

（2）穴位振颤，用中指点在穴位上，重压穴位的深处。

（3）肩、膝关节振颤。用两掌心合按在肩关节或膝关节的两侧，按上几分钟以后，两手就可同时摇动振颤。

【临床应用】

此法是局部手法，有止痛、活血之效。对风湿性关节痛，或神经痛，有止痛作用。

十六、弹筋法

【操作要领】

操作时，用拇指或其余四指在一定的部位做往返拨动，形如弹琴的一种治疗方法。

【临床应用】

弹筋法其力可达肌肉深层，使局部有酸、麻、胀、痛感，起到活血散瘀，剥离粘连、缓解痉挛的作用（图 10.21）。

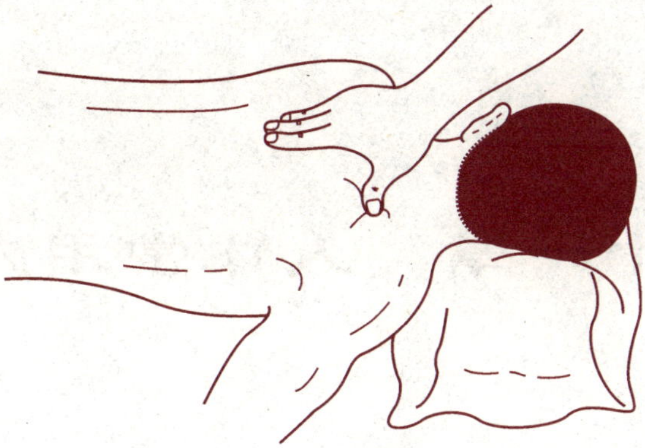

图 10.21　弹筋法

第十一章　人体常用穴位

一、定位方法

腧穴定位方法，是指确定腧穴位置的基本方法。腧穴分布于人体各部，如果没有一定的方法来度量、测定，就很难确定腧穴的位置。临床上取穴是否准确，直接关系着治病疗效。因此，只有掌握腧穴的定位方法，才能准确取穴，提高疗效。腧穴定位的方法一般分为骨度分寸法、体表标志法、手指比量法和简便定位法四种。

1. 骨度分寸法：骨度分寸法是以骨节为主要标志测量周身各部的大小、长短，并依其尺寸按比例折算作为定穴的标准。这种分部折寸的尺度一般应以患者本人的身材为依据，不论男女、老少、高矮、胖瘦均可以此为标准来测定腧穴（图 11.1）。

2. 体表标志法：体表标志主要指分布于全身体表自然的骨性标志和肌性标志，依据人体体表标志而定取穴位的方法，称为体表标志法。人体的体表标志分为两类：

（1）固定标志：指不受人体活动影响而固定不移的标志，如五官、毛发、爪甲、乳头、肚脐及骨节凸起和凹陷、肌肉隆起等。比较明显的标志，如鼻尖取素髎；两眉中取印堂；两乳头中间取膻中；脐窝中央取神阙；腓骨小头前下取阳陵泉等。此外，可依据肩胛冈平第 3 胸椎棘突，肩胛骨下角平第 7 胸椎棘突，髂嵴平第 4 腰椎棘突为标志来定位背腰部的腧穴。

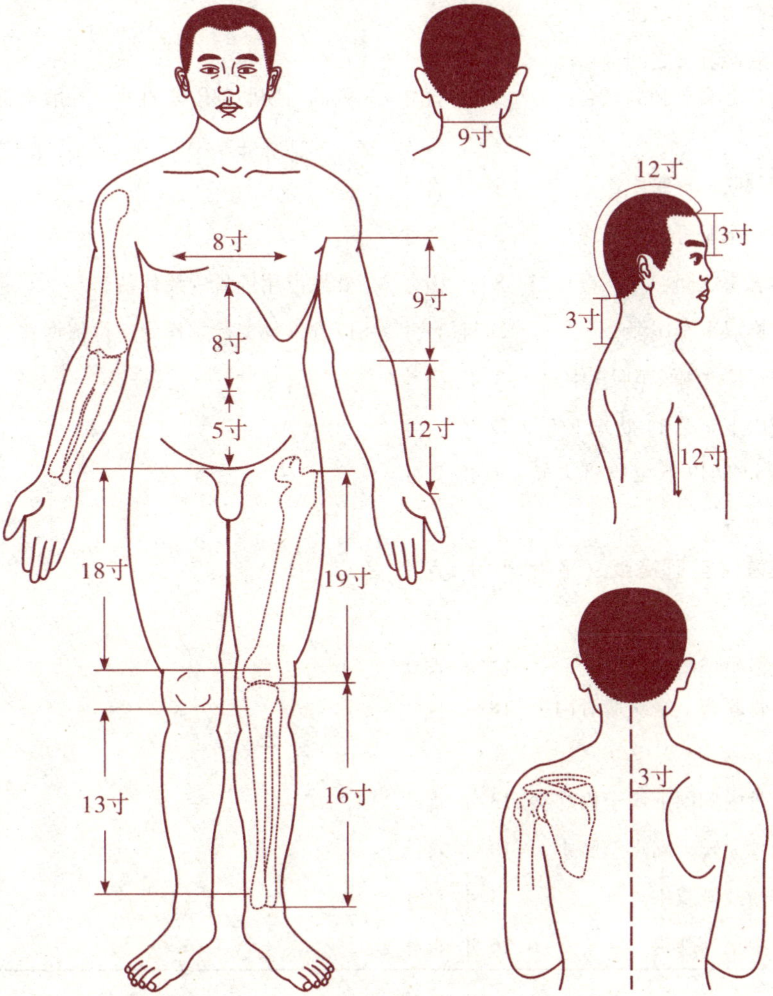

图 11.1　全身常用骨度分寸示意

全身常用骨度分寸表

部位	起止点	折量	度量	说明
头部	前发际中点至后发际中点	12寸	直寸	如发际不明，从眉心至大椎穴为18寸，眉心至前发际为3寸，大椎穴至后发际为3寸
	前额两发角之间	9寸	横寸	
	耳后两乳突之间	9寸	横寸	
胸腹	胸骨上窝至胸剑联合	9寸	直寸	胸部与胁肋部取穴直寸，一般根据肋骨计算，不计分寸
	胸剑联合至脐中	8寸	直寸	
	脐中至耻骨联合上缘	5寸	直寸	
	两乳头之间	8寸	横寸	女性可用锁骨中线代替
背腰	大椎以下至尾骶	21椎	直寸	以脊椎棘突标志作为定位依据
	肩胛骨内侧缘至后正中线	3寸	横寸	
侧身	腋以下至第11肋端下方	12寸	直寸	
	第11肋以下至股骨大转子高点	9寸	直寸	
上肢	腋横纹至肘横纹（平肘尖）	9寸	直寸	
	肘横纹至腕横纹	12寸	直寸	
下肢	耻骨联合上缘至股骨内上髁上缘	18寸	直寸	
	胫骨内侧髁下缘至内踝尖	13寸	直寸	
	股骨大转子高点至膝中	19寸	直寸	
	臀横纹至膝中	14寸	直寸	
	膝中至外踝尖	16寸	直寸	

（2）活动标志：指需要采取相应的动作姿势才能出现的标志。如皮肤的皱襞（纹）肌肉的凹陷、肌腱的显露及某些关节间隙等。临床上如取耳门、听宫、听会三穴要张口取；下关穴应闭口取；取

阳溪穴应将拇指跷起，当拇长、短伸肌腱之间的凹陷中；取养老穴，应正坐屈肘，掌心向胸，当尺骨小头桡侧骨缝中取之；握拳，掌后横纹取后溪等。

（3）手指比量法：是以患者的手指为标准度量取穴的方法。又称为“手指同身寸取穴法”或“指度法”。这是一种在分部折寸的基础上使用的一种简便取穴法。常用的有拇指横寸、四指横寸。

①拇指横寸法：拇指横寸法是将患者拇指指间关节的宽度作为1寸，此法亦适用于四肢部的直寸取穴（图11.2）。

②四指横寸法：四指横寸法又称“一夫法”，是将食指、中指、无名指和小指并拢时，以中指近端指间关节横纹水平的四指宽度作为3寸，此法主要用于量下肢、下腹部和背部的横寸（图11.3）。

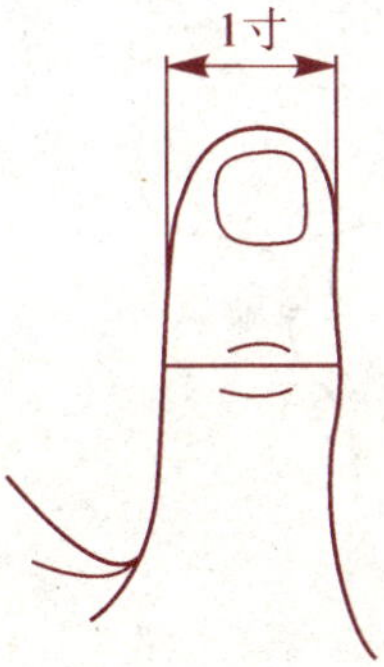

图11.2　拇指横寸

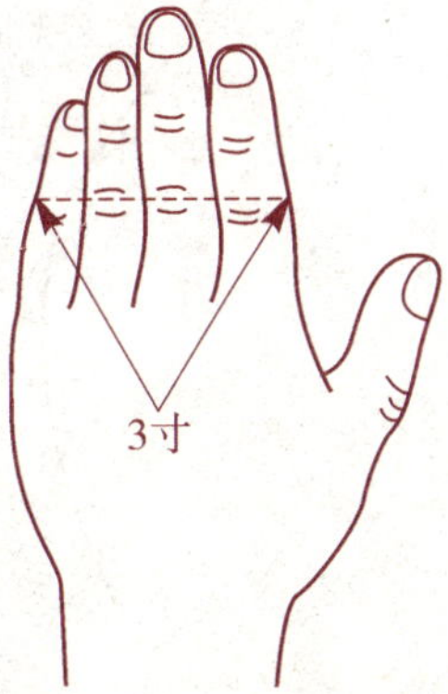

图11.3　四指横寸

使用手指比量法时，医者必须参照患者手指大小，在骨度分寸的基础上来运用，既不能连续采用本法选取某一个穴位，也不能应用本法量取全身各部穴位，否则长短失度，而影响取穴的准确性，这些在定取穴位时一定要注意。

（4）简便取穴法：简便取穴法是临床上常用的一种简便易行的

取穴方法。例如，两虎口交叉，食指端处是列缺穴；又如，两手臂自然下垂，于大腿外侧中指尖达到处是风市穴；此外，垂肩屈肘肘尖取章门，两耳角直上连线中点取百会等。

二、常用穴位

1. 头面部穴位（图 11.4、图 11.5）。

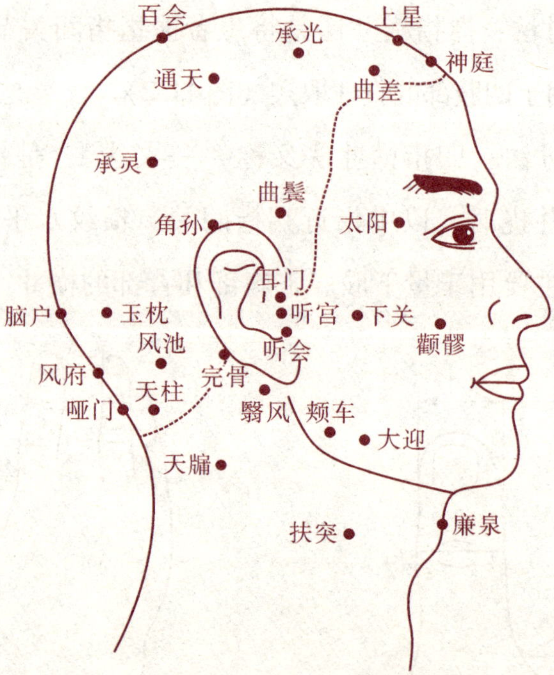

图 11.4　头面部常用穴位（1）

①印堂：在面部，两眉内侧头连线的中点。

②睛明：在面部，目内眦角稍上方凹陷处。

③球后：眼眶下缘外 1/4 与内 3/4 交界处。

④攒竹：在面部，内侧眉头凹陷中，眶上切迹处。

⑤鱼腰：在面部，眉毛的中点。

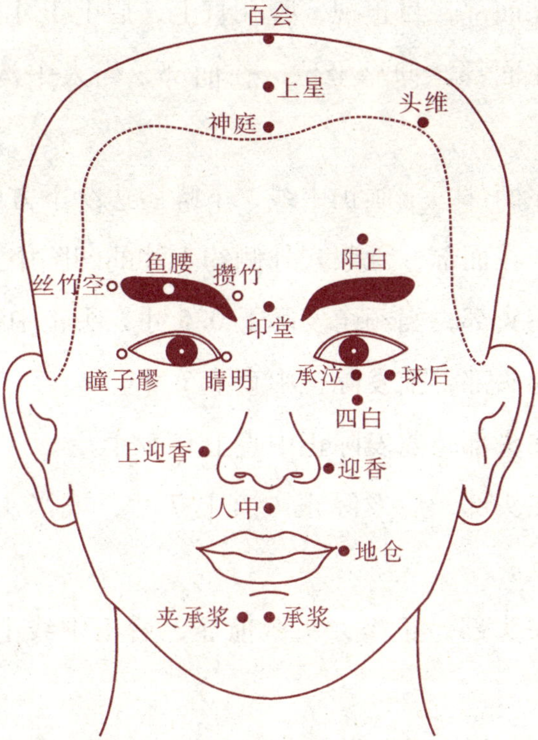

图 11.5　头面部常用穴位（2）

⑥丝竹空：在面部，眉梢处的凹陷中。

⑦瞳子髎：在面部，眼外角旁 0.5 寸，眶骨外缘凹陷中。

⑧承泣：在面部，两目正视，瞳孔之下 0.7 寸，当眼球与眶下缘之间取穴。

⑨四白：在面部，眼正视，瞳孔直下，在眶下孔凹陷中。

⑩地仓：在面部，口角外侧旁开 0.4 寸。

⑪迎香：在面部，鼻唇沟上段，横着平鼻翼中部，鼻孔旁开 0.5 寸。

⑫上迎香：在面部，当鼻翼软骨与鼻甲的交界处，近鼻唇沟上端处。

⑬阳白：在面部，目正视，瞳孔直上，眉上1寸。

⑭人中：在面部，仰靠坐位，在面部，当人中沟的上1/3与中1/3交点处。

⑮承浆：在面部，下颌正中线，下嘴唇边缘下方凹陷中。

⑯夹承浆：在面部，承浆穴外侧约1寸的凹陷中。

⑰头维：在头部，当额角发际上0.5寸，头正中线旁开4.5寸。

⑱上星：在头部，前发际正中直上1寸。

⑲神庭：在头部，前发际正中直上0.5寸。

⑳百会：在头部，后发际正中直上7寸，或当头部正中线与两耳尖连线的中点。

㉑风府：在头部，正坐，头微前屈，后正中线上，入后发际上1寸。

㉒哑门：在头部，后发际正中直上入后发际上0.5寸。

㉓风池：在头部，胸锁乳突肌与斜方肌上端之间的凹陷中，平风府穴。

㉔翳风：耳垂之后，张口时呈凹陷处，当乳突和下颌骨的中间。

㉕完骨：在头部，耳后乳突的后下方凹陷处。

㉖脑户：在头部，后发际正中直上2.5寸。

㉗玉枕：在头部，后发际正中直上2.5寸，脑户穴旁开1.3寸。

㉘曲鬓：在头部，耳前鬓发后缘直上，平耳尖处。

㉙承光：在头部，前发际直上2.5寸，旁开1.5寸。

㉚通天：在头部，前发际直上4寸，旁开1.5寸。

㉛本神：在头部，前发际直上0.5寸，旁开3寸。

㉜曲差：在头部，前发际直上，当神庭穴与头维穴连线的内1/3

与 2/3 连接点取之。

㉝承灵：在头部，眼平视，瞳孔直上交于两耳尖连线上。

㉞天柱：后发际正中直上 0.5 寸，哑门穴旁开 1.3 寸。

㉟角孙：在头部，耳尖正上方的发际处。

㊱耳门：在面部，耳屏上切迹的前方，开口时呈凹陷处。

㊲听宫：在面部，耳屏中点的前方，开口时呈凹陷处。

㊳听会：在面部，耳屏间切迹的前方，开口时呈凹陷处。

㊴太阳：在面部，眼的外角后上方凹陷中。

㊵下关：在面部，颧弓下缘中央与下颌切迹之间凹陷中。

㊶颊车：在面部，下颌角前上方一横指凹陷中，咀嚼时咬肌隆起最高点处。

㊷大迎：在面部，下颌角前下方 1.3 寸处，咬肌附着部的前缘。

㊸颧髎：在面部，眼外角直下，颧骨下缘凹陷中。

㊹廉泉：在颈部，喉结上方凹陷处。

㊺天牖：在颈部，横平下颌角，胸锁乳突肌的后缘凹陷中。

2. 胸腹部穴位（图 11.6、图 11.7）。

①天突：在胸骨上窝正中间。

②华盖：在胸部，前正中线上，胸骨角的中点，平第 1 肋。

③玉堂：在胸部，前正中线上，平第 3 肋间隙处。

④膻中：在胸部，前正中线上，两乳头连线中点，平第 4 肋间隙处。

⑤鸠尾：在胸部，剑突下，脐上 7 寸处。

⑥巨阙：在胸部，前正中线上，胸骨剑突下，脐上 6 寸处。

⑦神藏：在胸部，第 2 肋间隙，前正中线旁开 2 寸处。

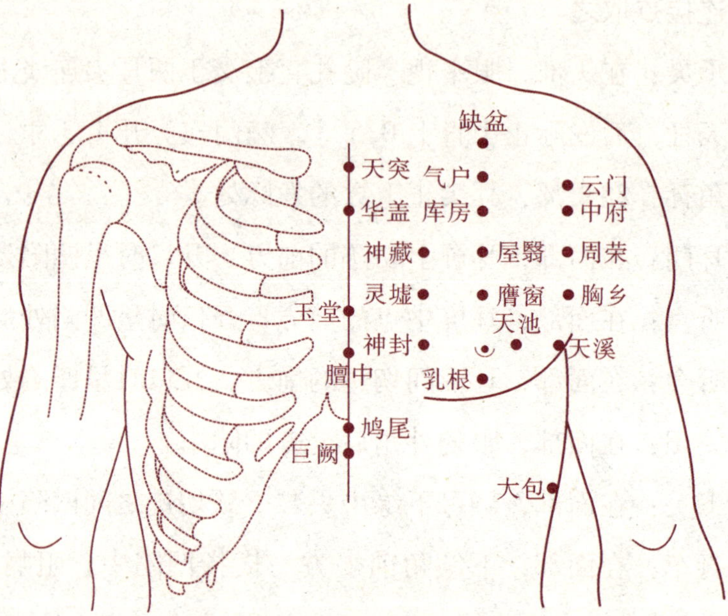

图 11.6 胸腹部常用穴位

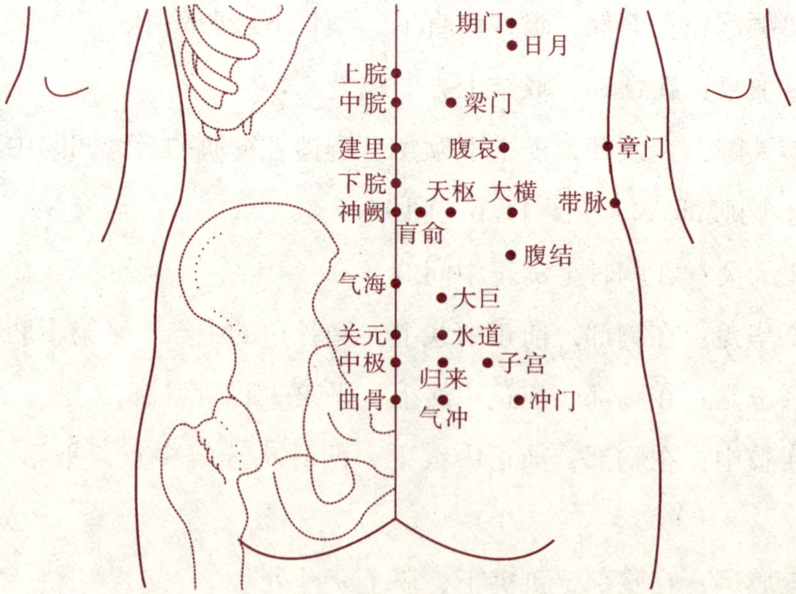

图 11.7 胸腹部常用穴位

⑧灵墟：在胸部，第3肋间隙，前正中线旁开2寸处。

⑨神封：在胸部，第4肋间隙，前正中线旁开2寸。

⑩缺盆：在胸部，锁骨上窝正中间，前正中线旁开4寸。

⑪气户：在胸部，锁骨下缘，前正中线旁开4寸处。

⑫库房：在胸部，第1肋间隙，前正中线旁开4寸处。

⑬屋翳：在胸部，第2肋间隙，前正中线旁开4寸处。

⑭膺窗：在胸部，第3肋间隙，前正中线旁开4寸处。

⑮乳根：在胸部，第5肋间隙，乳头直下。

⑯天池：在胸部，第4肋间隙，乳头外侧1寸处。

⑰中府：在胸部，胸前壁的外上方，平第1肋间隙，距前正中线6寸。

⑱云门：在胸部，前正中线旁开6寸锁骨下缘处。

⑲周荣：在胸部，第2肋间隙中，位于前正中线旁开6寸处。

⑳胸乡：在胸部，第3肋间隙中，位于前正中线旁开6寸处。

㉑天溪：在胸部，第4肋间隙，前正中线旁开6寸处。

㉒大包：在胸胁部，腋中线上，位于第6肋间隙中。

㉓上脘：在腹部，前正中线上，脐上5寸处。

㉔中脘：在腹部，前正中线上，脐上4寸处。

㉕建里：在腹部，前正中线上，脐上3寸处。

㉖下脘：在腹部，前正中线上，脐上2寸处。

㉗水分：在腹部，前正中线上，脐上1寸处。

㉘神阙：在腹部，肚脐的中间。

㉙气海：在腹部，前正中线上，脐下1.5寸处。

㉚关元：在腹部，前正中线上，脐下3寸处。

㉛中极：在腹部，前正中线上，脐下4寸处。

㉜曲骨：在腹部，于耻骨联合上缘的中点处。

㉝期门：在腹部，于乳头直下，第6肋间隙。

㉞日月：在腹部，于乳头直下，第7肋间隙。

㉟腹哀：在腹部，脐上3寸，旁开4寸处。

㊱梁门：在腹部，脐上4寸，旁开2寸处。

㊲天枢：在腹部，脐旁2寸处。

㊳大巨：在腹部，脐下2寸，旁开2寸处。

㊴水道：在腹部，脐下3寸，旁开2寸处。

㊵归来：在腹部，脐下4寸，旁开2寸处。

㊶大横：在腹部，脐旁开4寸处。

㊷肓俞：在腹部，脐旁开0.5寸处。

㊸腹结：在腹部，脐旁开4寸，再下1.3寸。

㊹冲门：在腹部，腹股沟斜纹中，髂外动脉搏动处的外缘。

㊺章门：在腹部，位于第11肋肋端。

㊻京门：在腹部，位于第12肋肋端。

㊼带脉：在腹部，位于章门穴直下平脐处。

㊽子宫：在腹部，当脐中下4寸，中极旁开3寸。

3. 背腰部穴位（图11.8、图11.9）

①大椎：在背部，第7颈椎棘突下。

②身柱：在背部，第3胸椎棘突下。

③神道：在背部，第5胸椎棘突下。

④至阳：在背部，第7胸椎棘突下。

⑤筋缩：在背腰部，第9胸椎棘突下。

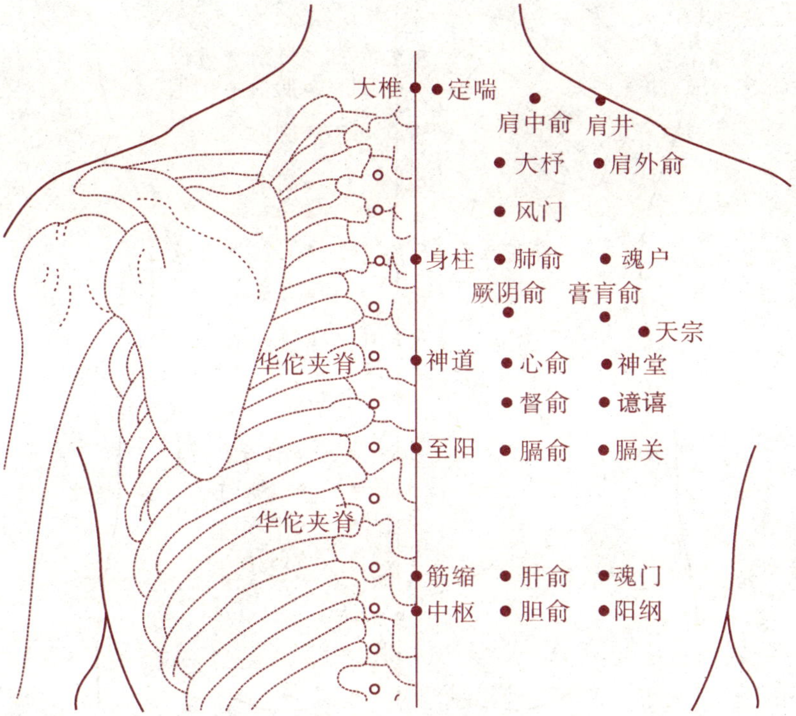

图 11.8　背腰部常用穴位

⑥中枢：在背腰部，第 10 胸椎棘突下。

⑦定喘：在背部，平大椎外 0.5 寸，即平第 7 颈椎棘突下旁开 0.5 寸处。

⑧肩井：在肩背部，大椎穴与肩峰外侧端连线的中点。

⑨天宗：在肩背部，肩胛骨冈下窝的中央。

⑩肩外俞：在肩背部，第 1 胸椎棘突下旁开 3 寸处。

⑪肩中俞：在肩背部，大椎穴旁开 2 寸处。

⑫大杼：在背部，第 1 胸椎棘突下，旁开 1.5 寸处。

⑬风门：在背部，第 2 胸椎棘突下，旁开 1.5 寸处。

⑭肺俞：在背部，第 3 胸椎棘突下，旁开 1.5 寸处。

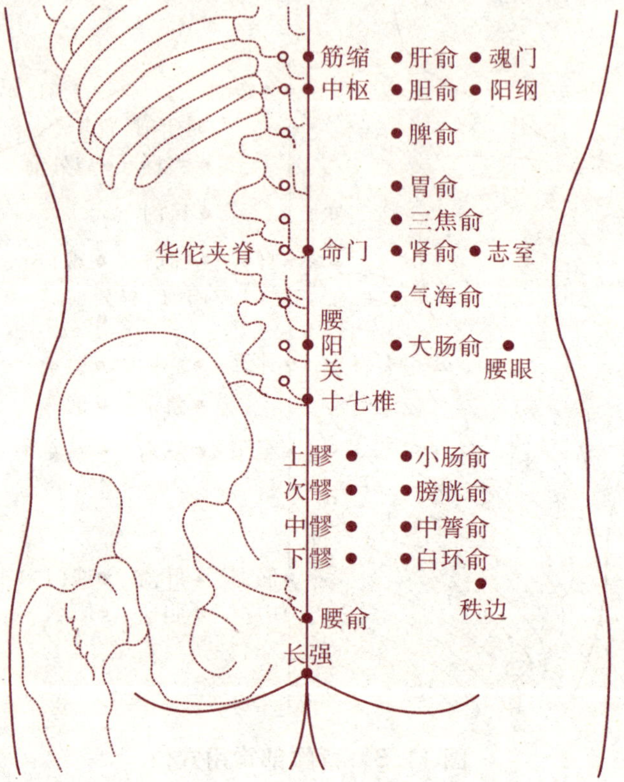

图 11.9　背腰部常用穴位

⑮厥阴俞：在背部，第 4 胸椎棘突下，旁开 1.5 寸处。

⑯心俞：在背部，第 5 胸椎棘突下，旁开 1.5 寸处。

⑰督俞：在背部，第 6 胸椎棘突下，旁开 1.5 寸处。

⑱膈俞：在背部，第 7 胸椎棘突下，旁开 1.5 寸处。

⑲肝俞：在背部，第 9 胸椎棘突下，旁开 1.5 寸处。

⑳胆俞：在背部，第 10 胸椎棘突下，旁开 1.5 寸处。

㉑魄户：在背部，肺俞外开 1.5 寸处，即平第 3 胸椎棘突下，旁开 3 寸处。

㉒膏肓俞：在背部，厥阴俞外 1.5 寸，即平第 4 胸椎棘突下，

旁开 3 寸处。

㉓神堂：在背部，心俞外 1.5 寸，即平第 5 胸椎棘突下，旁开 3 寸处。

㉔谚譆：在背部，督俞外 1.5 寸，即平第 6 胸椎棘突下，旁开 3 寸处。

㉕膈关：在背部，膈俞外 1.5 寸，即平第 7 胸椎棘突下，旁开 3 寸处。

㉖魂门：在背部，平肝俞外 1.5 寸，即平第 9 胸椎棘突下，旁开 3 寸处。

㉗阳纲：在背部，平胆俞外 1.5 寸，即平第 10 胸椎棘突下，旁开 3 寸处。

㉘脾俞：在背部，平第 11 胸椎棘突下，旁开 1.5 寸处。

㉙胃俞：在背部，平第 12 胸椎棘突下，旁开 1.5 寸处。

㉚意舍：在背部，平脾俞外 1.5 寸，即平第 11 胸椎棘突下，旁开 3 寸处。

㉛胃仓：在背部，平胃俞外 1.5 寸，即平第 12 胸椎棘突下，旁开 3 寸处。

㉜三焦俞：在背腰部，平第 1 腰椎棘突下，旁开 1.5 寸处。

㉝命门：在背腰部，第 2 腰椎棘突下。

㉞腰阳关：在背腰部，第 4 腰椎棘突下。

㉟肾俞：在背腰部，平第 2 腰椎棘突下，旁开 1.5 寸处。

㊱志室：在背腰部，平肾俞外 1.5 寸，即平第 2 腰椎棘突下，旁开 3 寸处。

㊲气海俞：在背腰部，平第 3 腰椎棘突下，旁开 1.5 寸处。

㊳大肠俞：在背腰部，平第4腰椎棘突下，旁开1.5寸处。

㊴腰眼：在背腰部，平第4腰椎棘突下，旁开3.5寸凹陷处。

㊵十七椎：在背腰部，第5腰椎棘突下。

㊶华佗夹脊：在背腰部，第1胸椎至第5腰椎，平各椎棘突下旁开0.5寸处。

㊷上髎：在骶部，第1骶后孔中。

㊸次髎：在骶部，第2骶后孔中。

㊹中髎：在骶部，第3骶后孔处。

㊺下髎：在骶部，第4骶后孔中。

㊻腰俞：在骶部，骶管裂孔处，第4骶骨下凹陷中。

㊼小肠俞：在骶部，平第1骶椎棘突下，旁开1.5寸处。

㊽膀胱俞：在骶部，平第2骶椎棘突下，旁开1.5寸处。

㊾中膂俞：在骶部，平第3骶椎棘突下，旁开1.5寸处。

㊿白环俞：在骶部，平第4骶椎棘突下，旁开1.5寸处。

51秩边：在骶部，平第4骶椎棘突下，旁开3寸处。

52长强：在尾骨端下，当尾骨端与肛门连线的中点处。

4. 上肢部穴位（图11.10、图11.11）

①肩髃：在肩部，三角肌上部，上臂外展平举时肩前呈现凹陷处。

②肩髎：在肩峰外下方，伸臂外展时，于肩峰后下方呈现凹陷处。

③肩贞：在肩关节后下方，臂内收时，腋后纹头直上1寸处。

④极泉：在腋窝正中，腋动脉搏动处。

⑤天府：在上臂内面，腋前纹头下3寸，肱二头肌外缘。

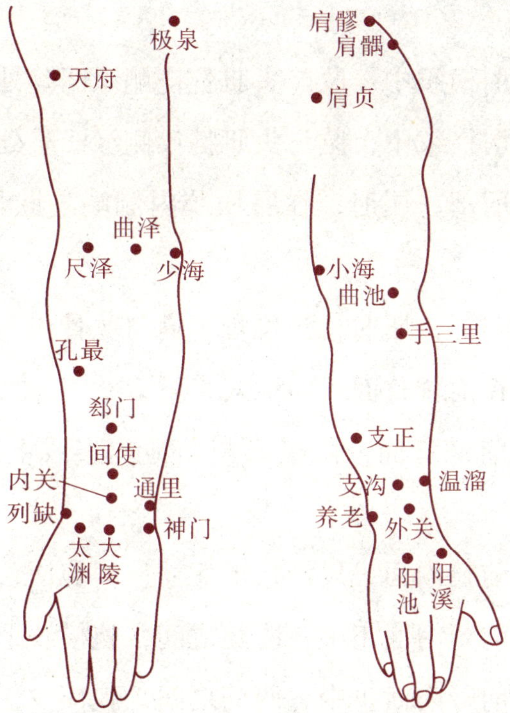

图 11.10　上肢部常用穴位

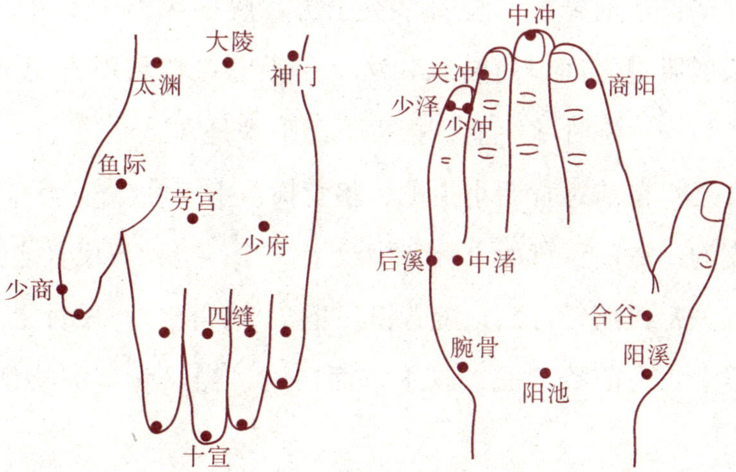

图 11.11　上肢部常用穴位

⑥曲池：在肘部，屈肘，在肘横纹外端与肱骨外侧髁连线的

中点。

⑦尺泽：在肘横纹中，肱二头肌腱桡侧缘凹陷处。

⑧曲泽：在肘横纹中，肱二头肌腱尺侧缘凹陷处。

⑨少海：在肘部，屈肘，在肘横纹内侧端与肱骨内上髁连线的中点凹陷中。

⑩小海：在肘部，屈肘，当尺骨鹰嘴与肱骨内上髁之间凹陷处。

⑪手三里：在前臂背面，曲池穴直下2寸。

⑫温溜：在前臂背面，阳溪穴与曲池穴连线上，腕背横纹上3寸处。

⑬孔最：在前臂内面，尺泽穴下5寸，即腕横纹上7寸处。

⑭郄门：在前臂内面正中，两筋之间，腕横纹上5寸。

⑮间使：在前臂内面正中，两筋之间，腕横纹上3寸。

⑯内关：在前臂内面正中，两筋之间，腕横纹上2寸。

⑰列缺：在前臂部，桡骨茎突上方，腕横纹上1.5寸，当肱桡肌与拇长展肌腱之间。简易取穴法：两手虎口自然平直交叉，一手食指按在另一手桡骨茎突上，指尖下凹陷中是穴。

⑱支正：在前臂背面小指侧，腕背横纹上5寸。

⑲支沟：在前臂背面，腕背横纹上3寸，桡骨与尺骨之间。

⑳外关：在前臂背面，腕背横纹上2寸，桡骨与尺骨之间。

㉑养老：在前臂背面，以手掌面向胸，当尺骨茎突桡侧骨缝凹陷中。

㉒太渊：在腕掌侧横纹桡侧，桡动脉的桡侧凹陷中。

㉓大陵：在腕横纹中央，掌长肌腱与桡侧腕屈肌腱之间。

㉔神门：在腕横纹尺侧端，尺侧腕屈肌腱的桡侧凹陷处。

㉕通里：在前臂掌侧，腕横纹尺侧端神门穴上1寸。

㉖阳溪：在腕背横纹桡侧，当拇短伸肌腱与拇长伸肌腱之间的凹陷中。

㉗阳池：在腕背横纹处，指总伸肌腱尺侧缘凹陷中。

㉘合谷：在手背部，第1、2掌骨之间，约平第2掌骨中点处。

㉙中渚：在手背部，第4、5掌骨小头后缘之间凹陷中，当液门穴后1寸。

㉚后溪：微握拳，第5指掌关节后尺侧的远侧掌横纹头赤白肉际。

㉛腕骨：在手背部，第5掌骨基底与三角骨之间的凹陷的赤白肉际处。

㉜鱼际：在手掌部，第1掌骨中点，赤白肉际处。

㉝劳宫：在手掌部，掌心横纹中，第2、3掌骨中间。简便取穴法：握拳中指尖下是穴。

㉞少府：在手掌部，掌心横纹中，第4、5掌骨中间。简便取穴法：握拳小指尖下是穴。

㉟四缝：在手指部，第2、3、4、5指掌侧，近指端指关节的中央，一手4穴。

㊱少商：在手指部，拇指桡侧指甲根角旁0.1寸。

㊲商阳：在手指部，食指桡侧指甲根角旁0.1寸。

㊳中冲：在手指部，中指尖端中央。

㊴关冲：在手指部，无名指尺侧指甲根角旁0.1寸。

㊵少冲：在手指部，小指桡侧指甲根角旁0.1寸。

㊶少泽：在手指部，小指尺侧指甲根角旁0.1寸。

㊷十宣：在手指部，第1~5指尖端中央，两手10穴。

5. 下肢部穴位（图11.12、图11.13）。

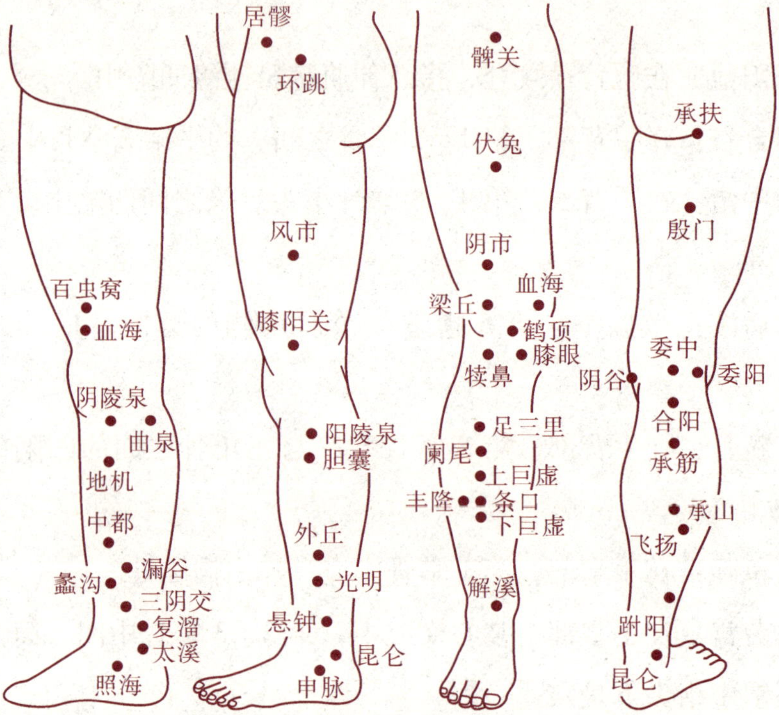

图11.12　下肢部常用穴位

①环跳：在大腿上端，股骨大转子与骶管裂孔连线的外1/3与内2/3交界处。

②居髎：在大腿上端，髂前上棘与股骨大转子连线的中点。

③风市：在外侧，膝上7寸，直立垂手时，中指尖处。

④膝阳关：在大腿膝部外侧，股骨外上髁上方的凹陷中，阳陵泉上3寸。

⑤髀关：在大腿前面，髂前上棘与髌骨外缘的连线上，平臀沟处。

⑥伏兔：在大腿前面，髂前上棘与髌骨底外侧端的连线上，髌骨上 6 寸。

⑦阴市：在大腿前面，髌骨外上缘 3 寸处。

⑧梁丘：在大腿前面，髌骨外上缘 2 寸处。

⑨血海：在大腿内侧，髌骨内上缘 2 寸处。

⑩百虫窝：在大腿内侧，在血海穴上 1 寸处。

⑪承扶：在大腿后面，臀下横纹的中点。

⑫殷门：在大腿后面，承扶穴下 6 寸处。

⑬委中：在腘横纹中点，股二头肌腱与半腱肌肌腱的中间。

⑭委阳：在腘横纹外端，股二头肌腱内缘。

⑮阴谷：在腘窝内侧纹头，屈膝时，半腱肌与半膜肌之间。

⑯鹤顶：在膝部，髌骨上缘正中凹陷中。

⑰膝眼：在膝部，屈膝时髌韧带内外侧凹陷中。

⑱犊鼻：在膝部，髌骨下缘，髌韧带外侧凹陷中。

⑲足三里：在小腿前面，犊鼻穴下 3 寸，距胫骨前缘一横指。

⑳阳陵泉：在小腿外侧，腓骨头前下方凹陷处。

㉑阴陵泉：在小腿内侧，胫骨内侧髁后下方凹陷处。

㉒曲泉：屈膝，在膝内侧横纹头上方凹陷中，股骨内侧髁的后缘。

㉓地机：在小腿内侧，内踝尖与阴陵泉连线上，阴陵泉下 3 寸。

㉔中都：在小腿内侧，内踝高点上 7 寸，胫骨内侧面的中央。

㉕漏谷：在小腿内侧，内踝高点上 6 寸，胫骨内侧缘后缘。

㉖蠡沟：在小腿内侧，内踝高点上 5 寸，胫骨内侧面的中央。

㉗三阴交：在小腿内侧，内踝尖上 3 寸，胫骨内侧面后缘。

㉘复溜：在小腿内侧，太溪穴直上 2 寸，跟腱的前方。

㉙太溪：在小腿内侧，内踝与跟腱之间凹陷中。

㉚胆囊：在小腿外侧，阳陵泉穴下 1~2 寸处。

㉛外丘：在小腿外侧，外踝尖直上 7 寸，腓骨前缘。

㉜光明：在小腿外侧，外踝尖直上 5 寸，腓骨前缘。

㉝悬钟：在小腿外侧，外踝尖直上 3 寸，腓骨后缘。

㉞昆仑：在足部外踝后方，在外踝尖与跟腱之间的凹陷中。

㉟阑尾：在小腿前面，在足三里穴下约 2 寸处。

㊱上巨虚：在小腿前面，犊鼻穴下 6 寸，距胫骨前缘一横中指。

㊲条口：在小腿前面，犊鼻穴下 8 寸，距胫骨前缘一横中指。

㊳下巨虚：在小腿前面，犊鼻穴下 9 寸，距胫骨前缘一横中指。

㊴丰隆：在小腿前面，外踝尖上 8 寸，条口穴外，距胫骨前缘二横中指。

㊵解溪：在足背，踝关节横纹的中央，踇长伸肌腱与趾长伸肌腱之间。

㊶合阳：在小腿后面，委中穴下 2 寸处。

㊷承筋：在小腿后面，腓肠肌肌腹中央，委中穴下 5 寸处。

㊸承山：在小腿后面，当伸直小腿或足跟上提时，腓肠肌肌腹下出现尖角凹陷处。

㊹飞扬：在小腿后面，外踝上 7 寸，承山外下方1 寸处。

㊺跗阳：在小腿后面，昆仑穴直上 3 寸。

㊻照海：在足内侧，内踝下缘凹陷中。

㊼太白：在足内侧，第 1 跖骨小头后缘，赤白肉际凹陷处。

㊽公孙：在足内侧，第 1 跖骨基底部的前下方，赤白肉际处。

㊾申脉：在足外侧，外踝下缘凹陷中。

㊿行间：在足背部，第 1、2 趾缝纹端。

51太冲：在足背部，第 1、2 跖骨接合部之前凹陷中。

52足临泣：在足背部，第 4 跖趾关节后方，足小趾伸肌腱外侧。

53涌泉：在足底部，足前屈时足前部凹陷处，约在足底二、三趾趾缝纹头端与足跟连线的前 1/3 与后 2/3 交点上。

54隐白：在足趾部，大趾内侧指甲根角旁 0.1 寸。

55至阴：在足趾部，小趾外侧指甲根角旁 0.1 寸。

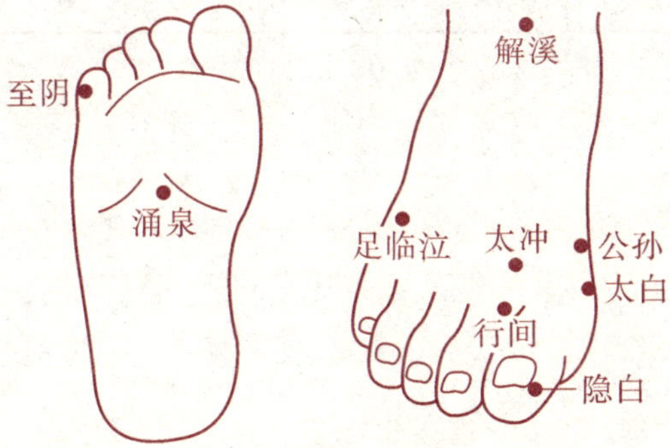

图 11.13　下肢部常用穴位

下篇　治疗篇

第十二章 呼吸系统

一、感冒

感冒又称伤风，是感受触冒风邪，邪犯卫表而导致的常见外感疾病。我们大多数人都知道，如果出现鼻塞、流涕、喷嚏、咳嗽、头痛、恶寒、发热、全身不适等症状，感冒的可能性就很大了。这是四季均可发生的疾病，尤以冬春两季多见。一般将感冒分为普通感冒和流行性感冒两种。普通感冒发病散在，症状较轻，中医称为伤风、冒风、冒寒；流行性感冒在一个时期内可在人群中大面积流行，症状较重，中医称之为时行感冒或时行戾气。

感冒，是由多种病毒引起的一种呼吸道疾病，最常见的是风热感冒和风寒感冒。天气寒冷受凉淋雨会引起风寒感冒，在天气变化、冷热交替的情况下这种感冒最常见，症状为自感皮肤发冷，怕风怕冷喜欢温暖，想喝热水，流鼻涕清稀。从中医来说本病一般属表证、实证，根据不同的症状，应区分风寒感冒、风热感冒及暑湿感冒。另外，还要注意体虚感冒者的特殊性，有气虚感冒与阴虚感冒之分。

由于现代人热性体质较多，很多人开始是风寒感冒，但一两天后转为风热感冒，这时候依然按照风寒感冒治疗就不合适了。

风热感冒最典型的症状是咽喉红肿痛，舌苔黄，流的鼻涕比风寒感冒时黏稠，一般还会发黄。这时候在点按大椎的基础上再点揉曲池，点刺少商。少商穴治疗咽喉肿痛效果明显，最佳方法是用针刺的方法放出血，如果害怕出血或者没有针具，可以用笔尖、指甲尖点掐少商（图 12.1），越痛效果越明显，每次 2~3 分钟。

感冒流鼻涕多，或者鼻塞严重的时候，点揉迎香（图 12.2）。点揉方向稍微向内向上。另外，点揉迎香可使嗅觉活跃，增强气味的辨别能力，增进食欲。

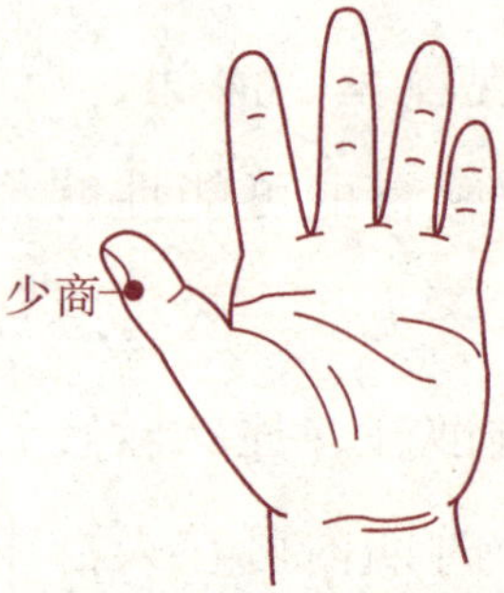

图 12.1　少商

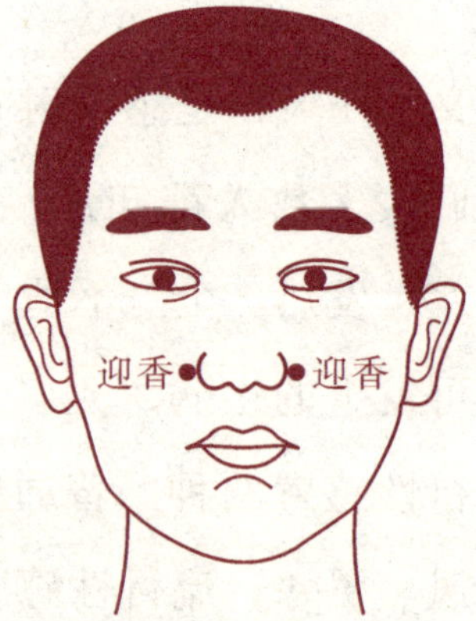

图 12.2　迎香

感冒是常见的多发病，但不及时治疗会引起其他疾病。预防比治疗更重要。在感冒容易发生的季节，除了注意增减衣物，避免过度疲劳外，还应经常以手指轻揉、点按鱼际到太渊的区域，以调节免疫力，增强抗病能力，预防感冒。

自我按摩特定穴位，可激发身体内的免疫功能，减少感冒的发生或减轻症状。下面介绍两种自我点穴方法来预防感冒。

方法一：

第一步，点揉风池穴(图 12.3)。

按摩手法：风池穴位于颈后枕骨的下缘，胸锁乳突肌与斜方肌之间的凹陷中。两手拇指点住风池穴，用指头用力揉动数十次。

作用：能起到清热疏风解表的作用，特别适合风热感冒。

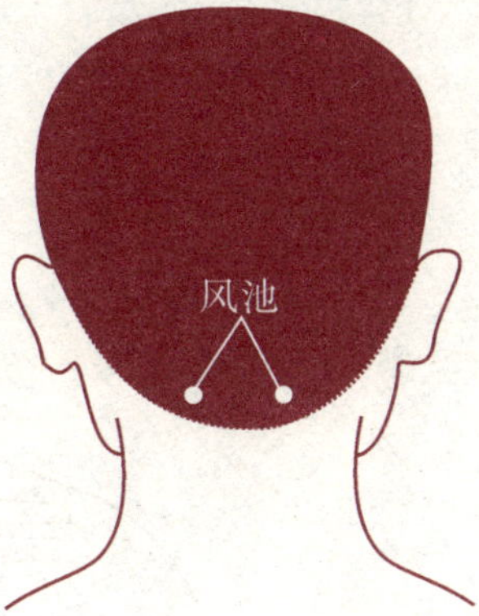

图 12.3　风池

第二步，点揉大椎穴（图 12.4）。

按摩手法：该穴在颈后正中，即第 7 颈椎棘突的下缘。用一手食、中两指，用力点住大椎穴，约 1~2 分钟，揉动 100~200 次。

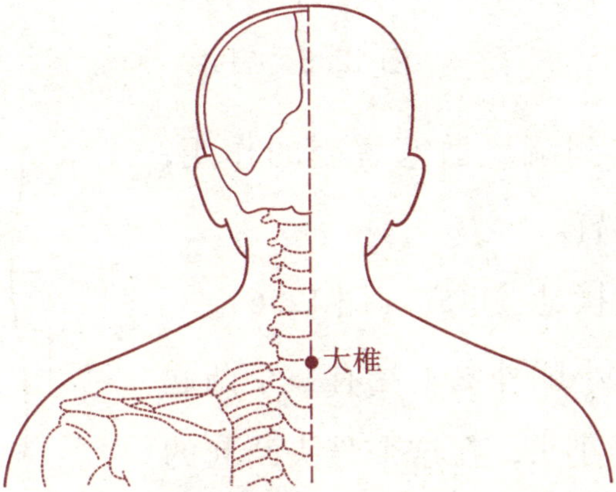

图 12.4　大椎

作用：可起到预防和治疗感冒的作用，特别适合治疗感冒后高热不退。

第三步，拿肩井穴（图 12.5）。

按摩手法：肩井穴在颈到肩端的中部，肌肉较丰富的地方，即大椎与肩膀最高处连线的中点。两手拇、食、中三指分别拿对侧的肩井穴。拇指在前，食、中指在后，提拿 10 次即可。

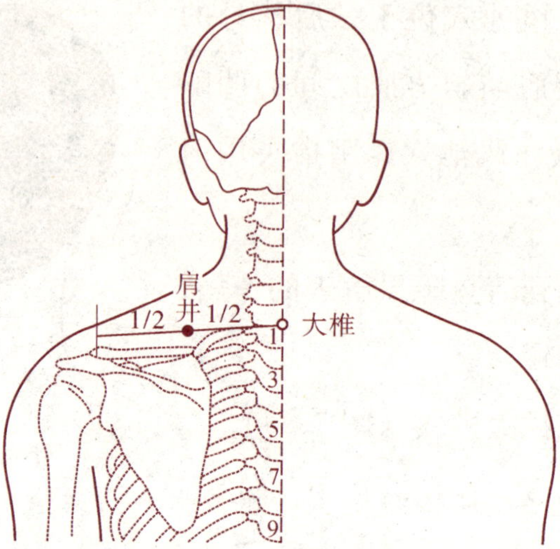

图 12.5 肩井

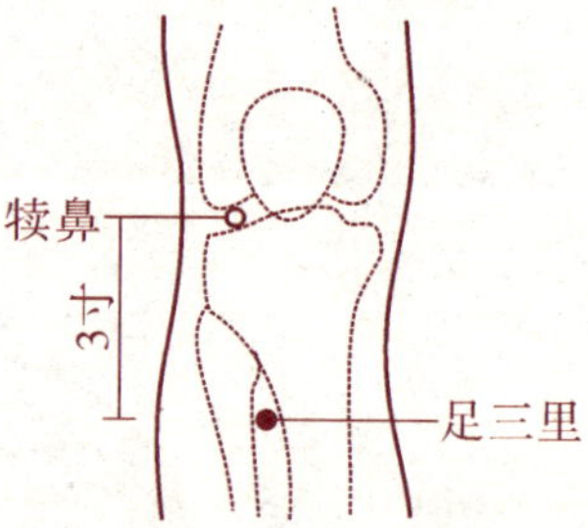

图 12.6 足三里

作用：能起到疏风散寒解表的作用，特别适合风寒感冒。

第四步，点揉足三里穴（图 12.6）。

按摩手法：小腿外侧上端有一个凸起的骨头名叫腓骨小头，在这个骨头凸起的前下方约三个手指宽处即是足三里穴。用一手食、中两指，用力点住同侧足三里穴，慢慢揉动数十次。再用另一只手点揉另一侧的足三里穴。

作用：足三里是“强壮穴”，有疏风散寒、扶正祛邪的作用，可调节机体免疫力，预防感冒。

以上自我按摩法可每天做一遍，感冒流行时或自觉有感冒症状时，可加做一遍，就能起到防治感冒的目的。

方法二：

患者取坐位或俯卧位，取双侧风池，用拇指端点揉 2 分钟，取大椎、风门、合谷穴，点揉各 1 分钟（图 12.7～图 12.10）。

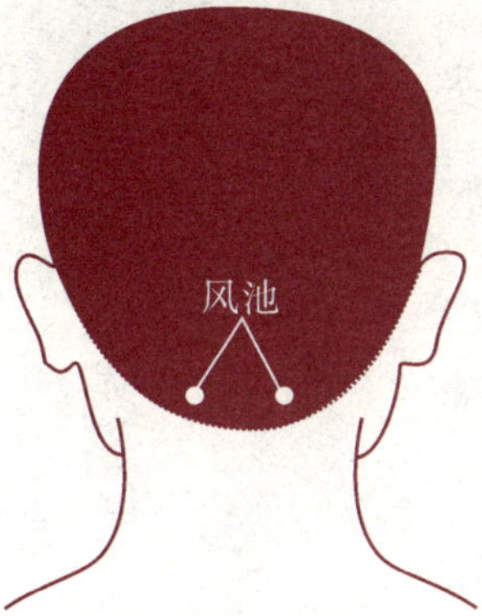

图 12.7　风池

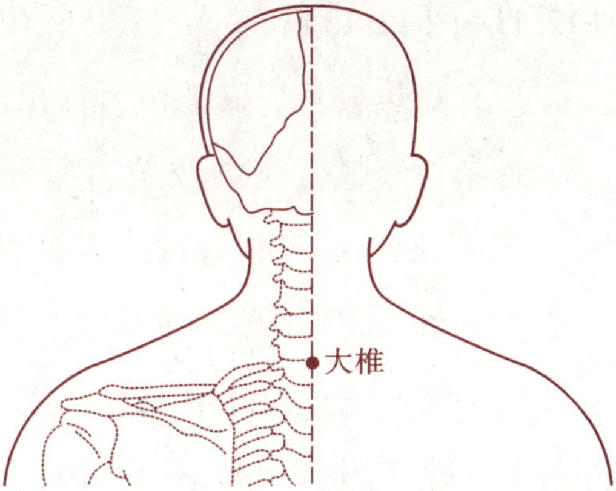

图 12.8　大椎

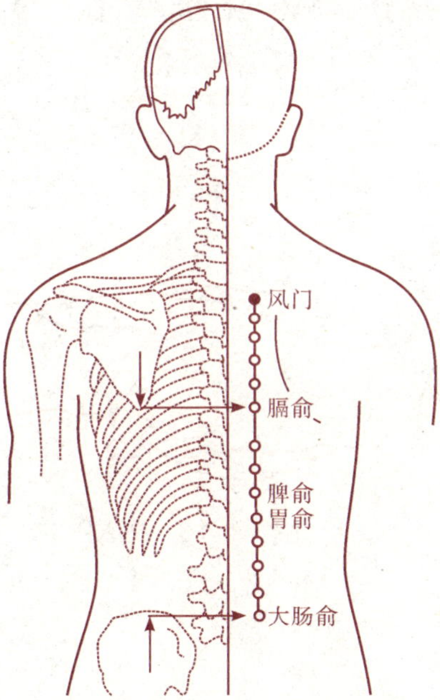

图 12.9　风门

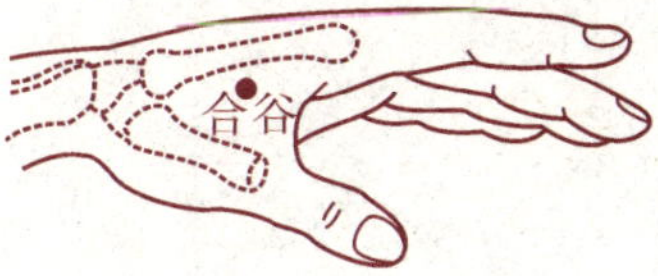

图 12.10　合谷

（1）有恶寒重、发热轻、无汗、头痛、肢节酸痛、鼻塞声重，或鼻痒喷嚏、时流清涕、咽痒、咳嗽、吐稀痰白痰、口不渴或渴喜热饮、舌苔薄白而润、脉浮或浮紧等症状者，可再取肩井、肺俞、列缺三穴以祛风散寒，用拇指指端点揉各 1 分钟（图 12. 11～图 12. 13）。

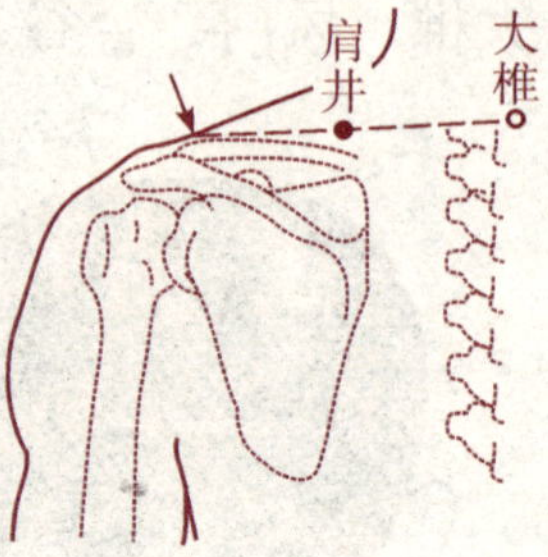

图 12. 11　肩井

（2）有身热较重、微恶风、汗出不畅、头胀痛、面赤、咳嗽、痰黏或黄、咽干或咽痛、鼻塞、流黄浊涕、口干欲饮、舌苔薄白或微黄、舌边尖红、脉浮数等症状者，可再取曲池、外关、鱼际三穴以疏散风热，用拇指指端点揉各 1 分钟（图 12. 14～图 12. 16）。

（3）有身热不扬、微恶风、汗出不畅、肢体酸重或疼痛、头昏重胀痛、咳嗽、痰黏或口中黏腻、渴不多饮、胸闷脘痞、恶心、腹胀、

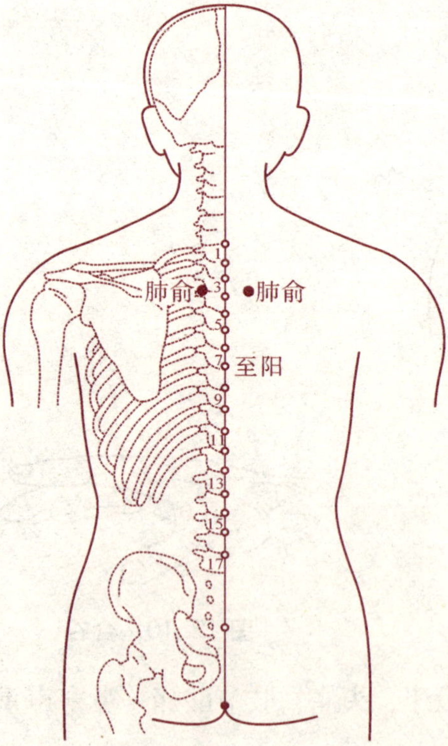

图 12. 12　肺俞

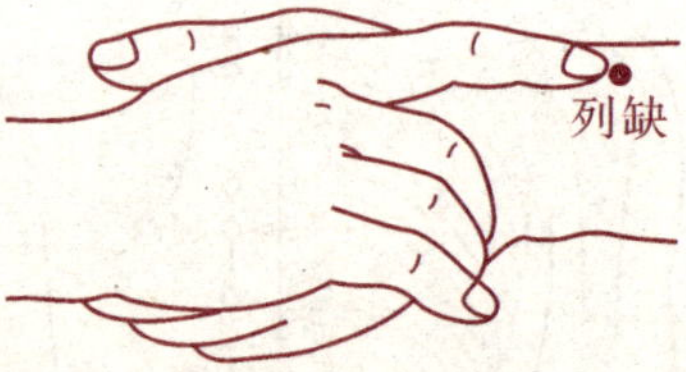

图 12. 13　列缺

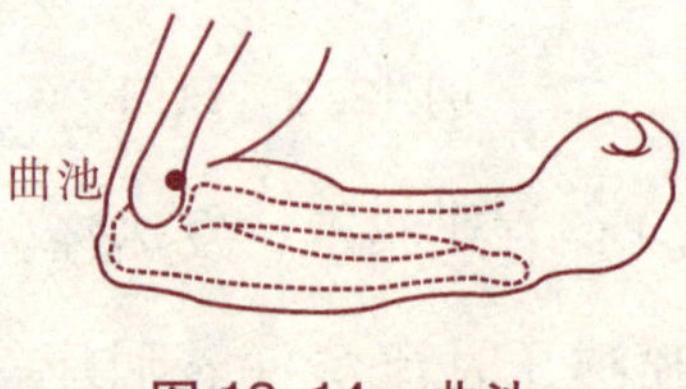

图 12. 14　曲池

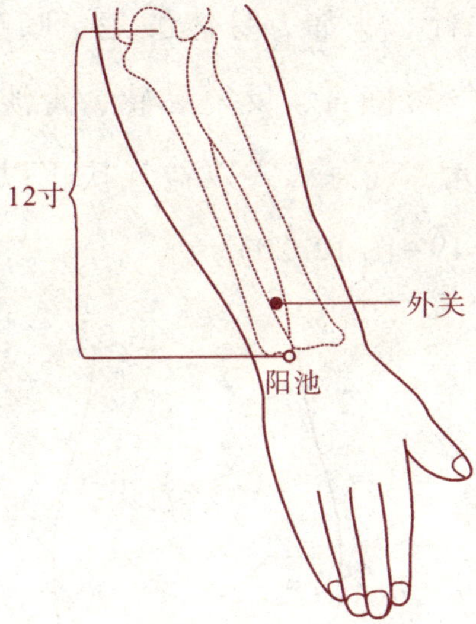

图 12.15 外关

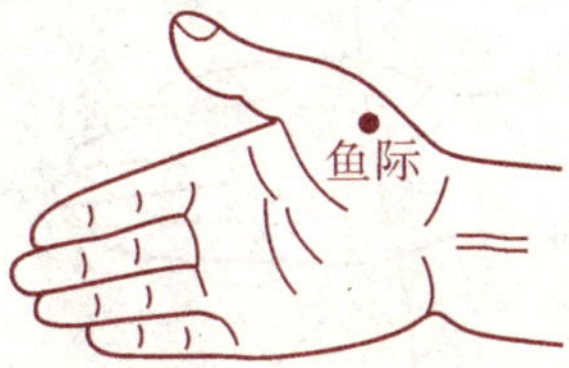

图 12.16 鱼际

大便或溏、小便短赤、舌苔薄黄而腻、脉濡数等症状者，可再取足三里、丰隆二穴以和中化湿，用拇指指端点揉各 1 分钟（图 12.17、图 12.18）。

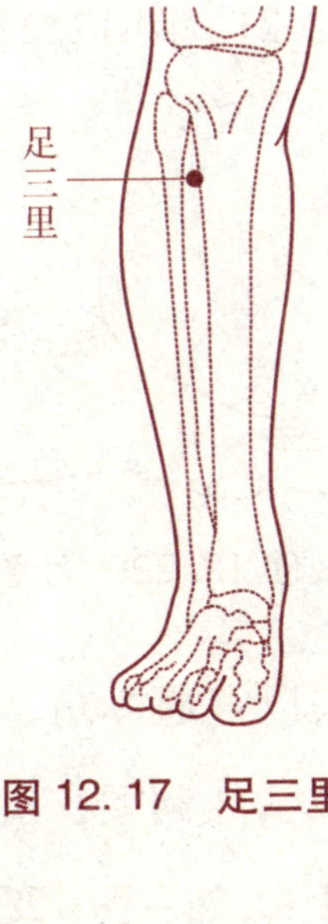

图 12.17 足三里

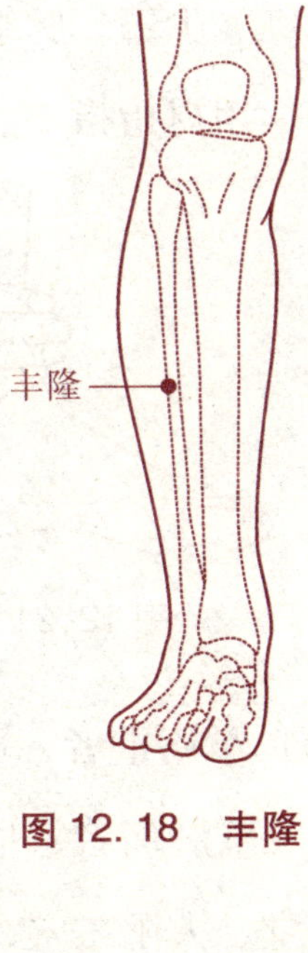

图 12.18 丰隆

（4）有恶寒较重、发热、无汗、头痛、身体酸楚、咳嗽、痰白、咳痰无力，平时神疲体弱、气短懒言、反复易感、舌淡苔白、脉浮而无力等症状者，可再取关元、气海二穴以益气扶正以祛邪，用拇指指端点揉各 2 分钟（图 12.19~图 12.20）。

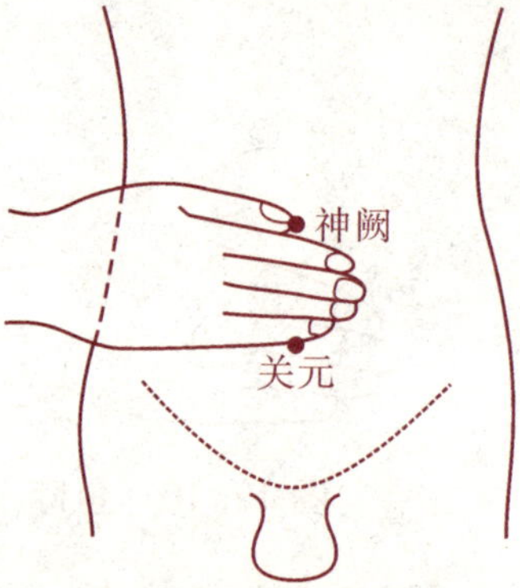

图 12.19　关元

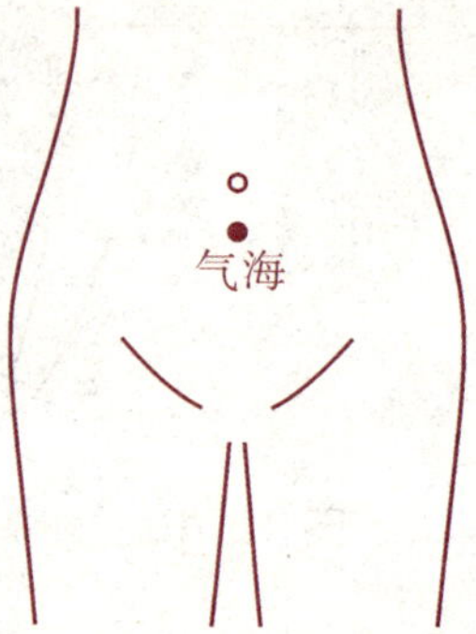

图 12.20　气海

（5）有身热、微恶风寒、少汗、头昏、心烦、口干、干咳少痰、舌红、少苔、脉细数等症状者，可再取三阴交、太溪二穴以滋阴解表，用拇指指端点揉各 2 分钟（图 12.21、图 12.22）。

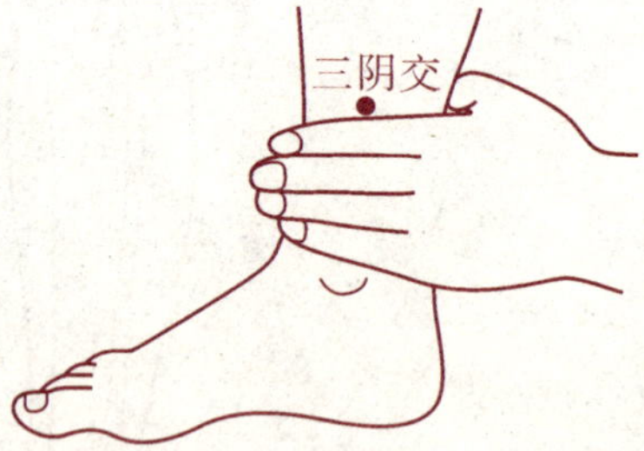

图 12.21　三阴交

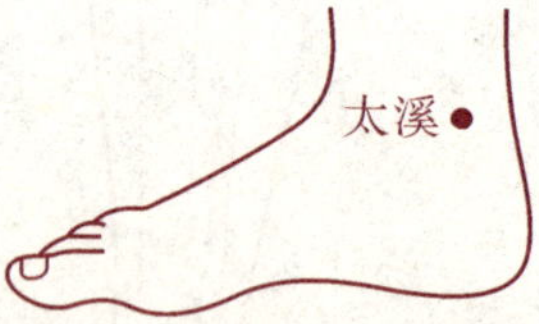

图 12.22　太溪

（6）鼻塞重者，可加点揉双侧迎香穴以宣通鼻窍，至鼻塞症状缓解；咽喉肿痛者，掐少商穴 10~20 次以清热利咽；头痛重者，可再取印堂、太阳二穴，各点揉 1 分钟（图 12.23~图 12.26）以祛风止痛。

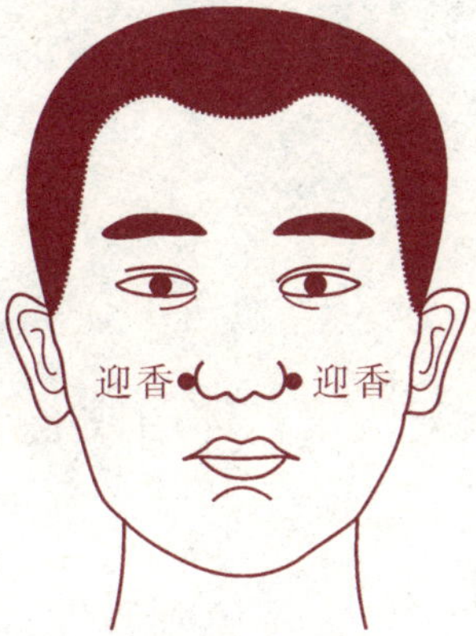

图 12.23 迎香

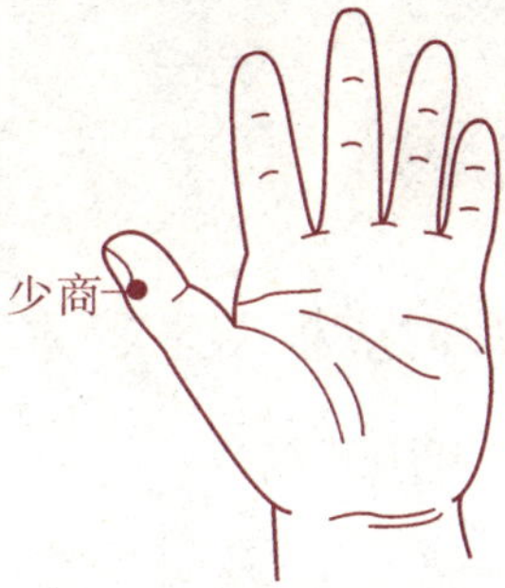

图 12.24 少商

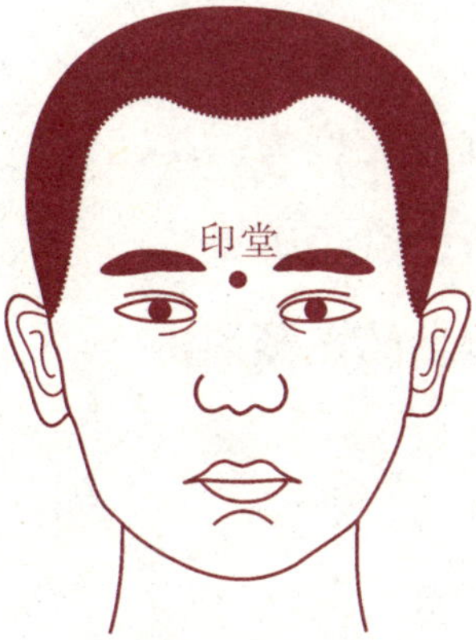

图 12.25 印堂

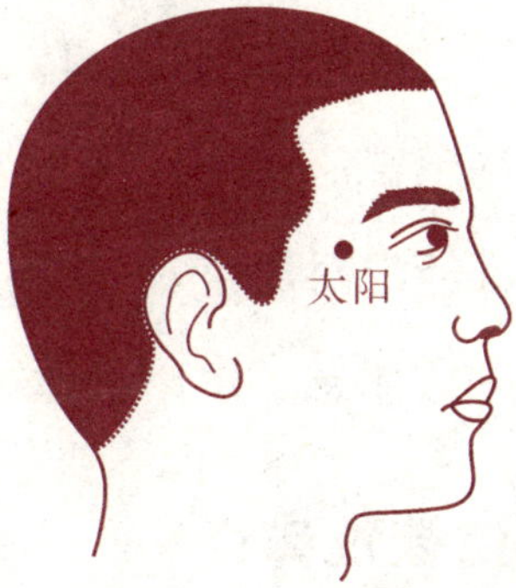

图 12.26 太阳

（7）感冒患者还可点揉感冒点，此穴位于手背尺侧，第 5 掌指关节外侧缘处（图 12.27）。此穴位于手指尺侧，适对第五掌指关节外侧缘掌骨与指骨结合处荥水穴（前谷）与输木穴（后溪）之间，是手太阳经气由小变大，由弱到强的关键部位。所以点揉此部位易于激发太阳经气，调整脏腑经络功能，

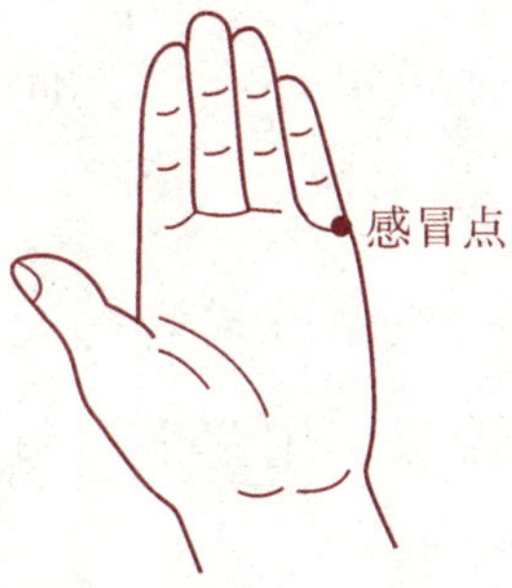

图 12.27 感冒点

而该经又通过后溪穴通于督脉，所以点揉感冒穴可以达到解表通阳、清脑醒神的目的。

爱心小贴士

（1）治疗时应根据患者体质掌握好力度，体弱或老年患者也可采取适合施术的卧位。

（2）感冒患者应及时治疗，注意休息，避免刺激性食物。

（3）生活上应慎起居，适寒温，在冬春之际，尤当注意防寒保暖，盛夏亦不可贪凉露宿。

（4）平时应积极锻炼身体，增强机体免疫力。

（5）在感冒流行期间少去公共场所，避免感染。

（6）可经常对居室和办公场所进行食醋熏蒸消毒。

（7）注意休息，多喝开水，避免劳累。

二、过敏性鼻炎

季节交替是过敏性鼻炎好发季节，由于过敏性鼻炎会使鼻眼周围血液循环不良，而造成熊猫眼；或过度反覆搓揉鼻子，而出现莲雾鼻。

按摩方式为每天早晚各 10 分钟，首先将掌心相对，来回搓至手心温暖，用两手大鱼际部位在鼻梁两侧上下摩擦 1 分钟，使鼻子周围温暖。

双手指腹对风池、合谷、迎香、印堂、攒竹、鼻通及眼鼻周围进行指压点按（图 12.28、图 12.29），以轻微酸胀但不疼痛为原则，每个穴位时间 1~2 分钟。

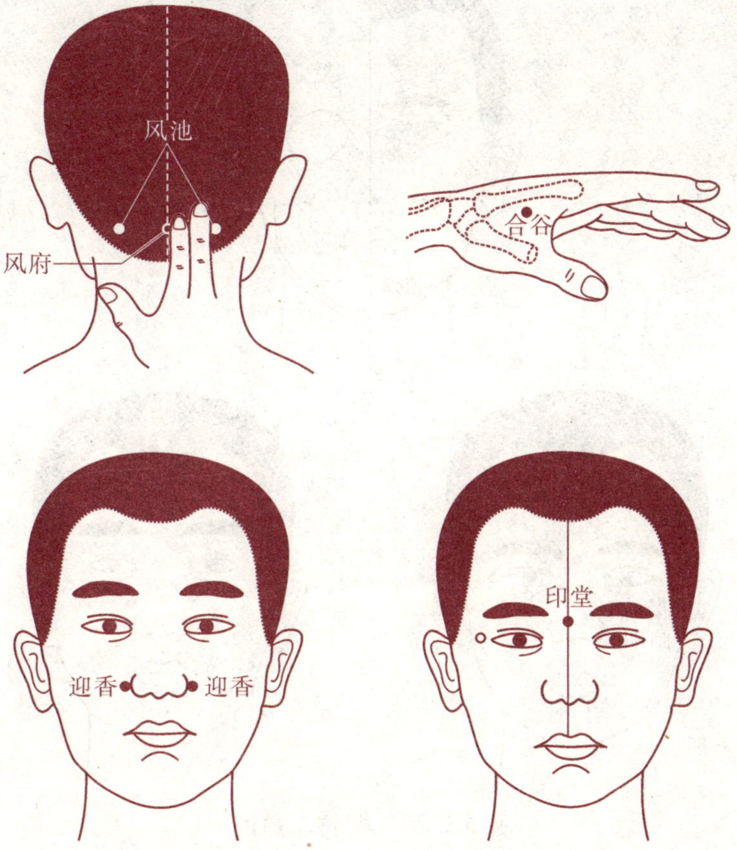

图 12.28　风池、合谷、迎香、印堂

另外，下床前可先以热毛巾敷鼻 5~10 分钟再起床，或以双手按压腰部，在床上进行踩脚踏车运动，可促使气血循环，增加抵抗力，避免感冒。

用按摩鼻部的鼻保健操来治疗过敏性鼻炎和缓解鼻塞，效果很不错，鼻塞时揉之即通，过敏性鼻炎 1 个月后可见效。每天点按 4 次左右，平时未发作时早晚各 1 次，现介绍如下：揉迎香、鼻通、印堂穴，捏鼻、擦鼻翼各 1~2 分钟，每日早晚各 1 次，发作时每日

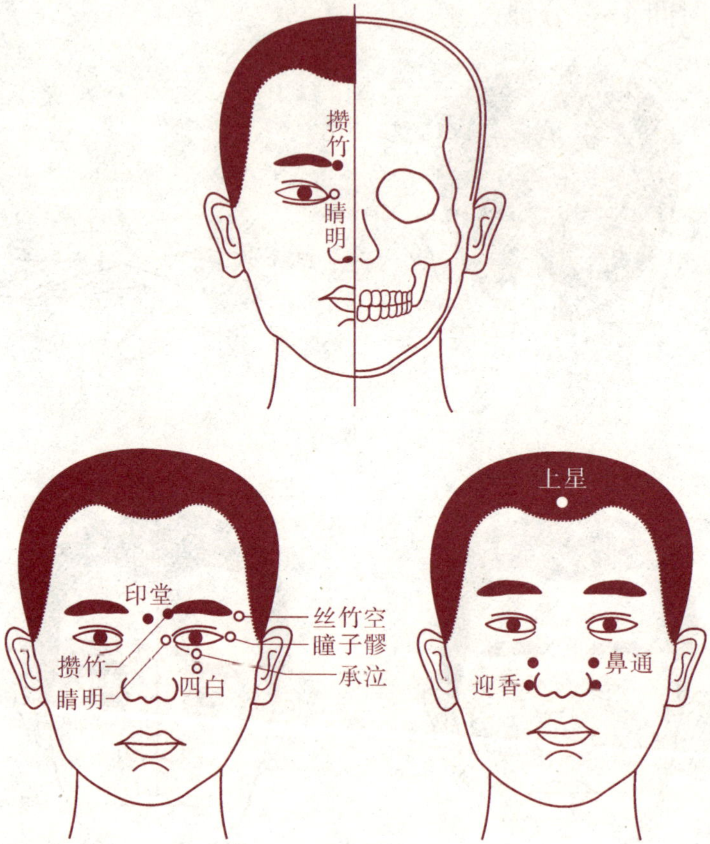

图 12.29 攒竹、鼻通

可增加 1~2 次。

（1）迎香：位于鼻翼中点之两旁、鼻唇沟中，是治鼻塞、不闻香臭之要穴。

（2）鼻通：位于鼻之两侧、鼻唇沟上端尽头。

（3）印堂：位于两眉头连线中点。

揉鼻通和印堂穴可散鼻的局部郁热以通鼻窍。

另外，捏鼻、擦鼻翼可促进鼻部血液流通，改变局部血液循环，从而达到通鼻窍之效。

三、鼻出血

鼻出血是因为鼻腔的局部疾病或者全身的疾病引起的，如鼻部的撞伤、碰伤、手术损伤等。此外，鼻中隔偏曲，鼻腔局部干燥、受到刺激，鼻窦肿胀等都可能引起鼻出血。全身疾病如血液系统疾病、血管循环系统疾病及维生素缺乏等也可以引起鼻出血。如果仅仅因外伤造成的偶尔少量出血，一般无需治疗，按压止血即可。流血较多，伴有头晕、乏力、面色苍白，必须进行详细的检查，找到病因及时治疗。

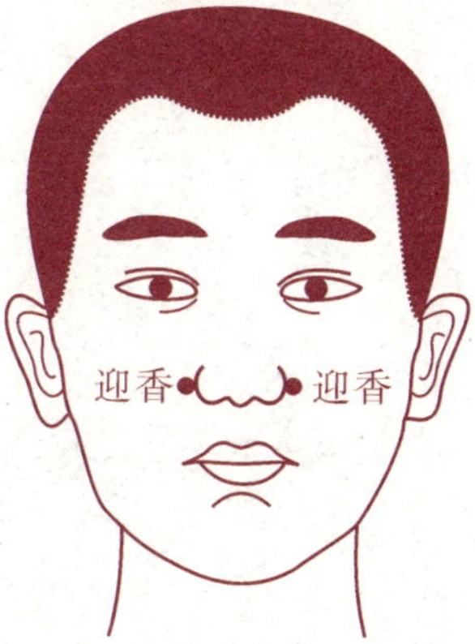

图 12.30　迎香

指压法止血方法：坐位，用拇指和食指按压鼻根 2 分钟，再用双手的食指按揉迎香穴 2 分钟（图 12.30）。

四、咳嗽

咳嗽经常与感冒一起出现或者感冒之后出现。刚开始常常有嗓子痒，干咳等症状，发病 1~2 日后，咳出痰液。如果长期不能治愈，或体质虚弱的患者，严重的可导致肺气肿或肺源性心脏病。

指压肺俞、大椎，强压 5~10 秒，重复压 3 次就能见效。需要注意，在按压时，必须一边呼吸一边进行，不能屏住呼吸（图 12.31）。

伴随感冒症状时，增加按揉合谷、列缺（图 12.32），根据症状缓解的情况增减按揉的次数。

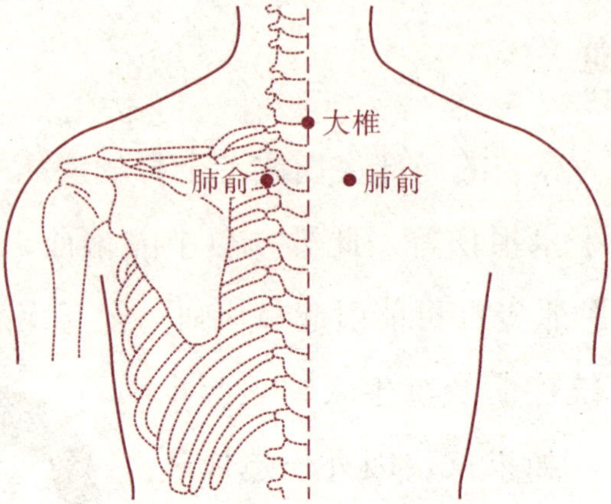

图 12.31 肺俞、大椎

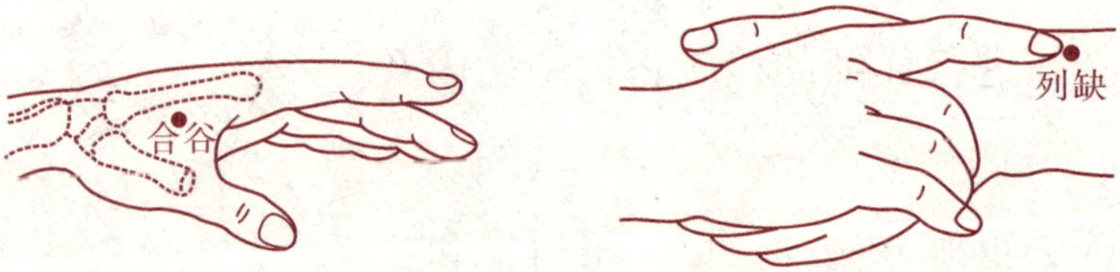

图 12.32 合谷、列缺

长期咳嗽的患者通常身体虚弱，可增加点揉中府、肺俞、膻中（图 12.33）。痰多增加点揉丰隆（图 12.33）。每个穴位各点揉 2～3 分钟，每天至少一次。

点穴治疗咳嗽手法有五字诀，即捏、揉、推、切、摇，具体步骤是这样的：

第 7 颈椎（简称颈 7），捏起、放开 100 次（肌肉紧，捏放困难时，可以改为捏住上提）；风门、肺俞穴，捏 100 次（把风门与肺俞两穴捏住），左右各点揉 100 次。推两穴上下范围，向上推 36 次，向下推 54 次。切住经渠和少商二穴。使拇指随着切，做环绕摇动 100 次。

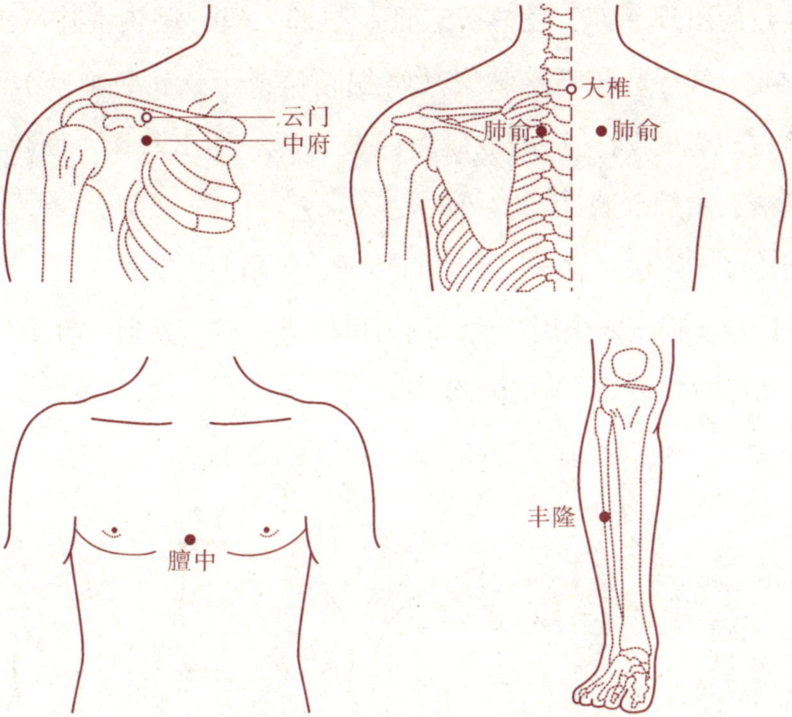

图 12.33 中府、肺俞、膻中、丰隆

上法为五字手法，有祛痰止咳作用。如果咳嗽吐痰比较多，要配合以下操作：

选取合谷穴（泻）、风池穴（泻）、风门穴（泻）、肺俞穴（补）、阴陵泉（泻）、璇玑穴（泻）、足三里穴（补）、膻中穴（补）、中脘穴（泻）、气海穴（补）等，每穴平揉、压放各 100 次；合谷、风门、肺俞、足三里、膻中穴，各加点打 100 次。

五、肺炎

肺炎是由肺炎双球菌感染引起的肺部急性炎症。主要症状为突发寒战、高热、胸痛、咯铁锈色痰。

中医认为本病是由于风热犯卫、起居不慎、寒温失调、操劳过度而导致的出现恶寒、发热等表证。热邪入里，痰热壅肺可出现高热、胸痛、气促、咳嗽、咳痰（咯稠脓痰或带铁锈色血痰）等症；若邪热侵犯营血则见正虚欲脱，四肢发冷、汗出心悸、面色苍白、神志不清、阳气欲脱证。

指压经穴疗法：宜选用手太阴肺经、手阳明大肠经及任、督脉腧穴进行治疗。指压穴位用泻法，用力可较大一些，并逆时针点压揉动穴位，指压时间较短，刺激感要强。

取穴：大椎、肺俞、身柱、膻中（图 12.34）。

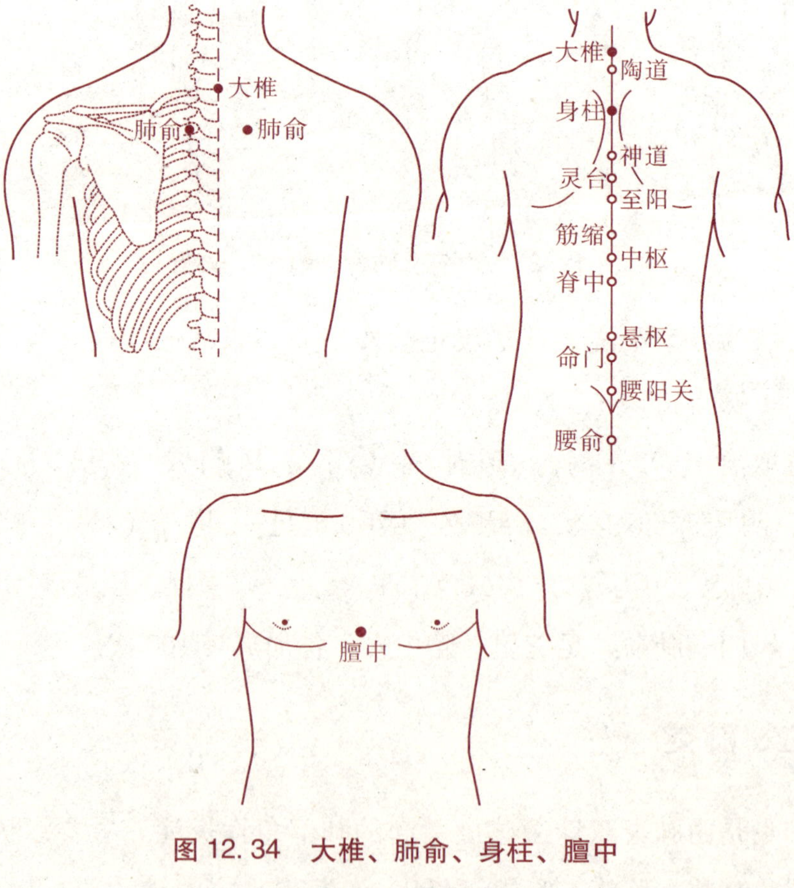

图 12.34　大椎、肺俞、身柱、膻中

（1）风热犯肺加风府、曲池、鱼际（图 12.35）。

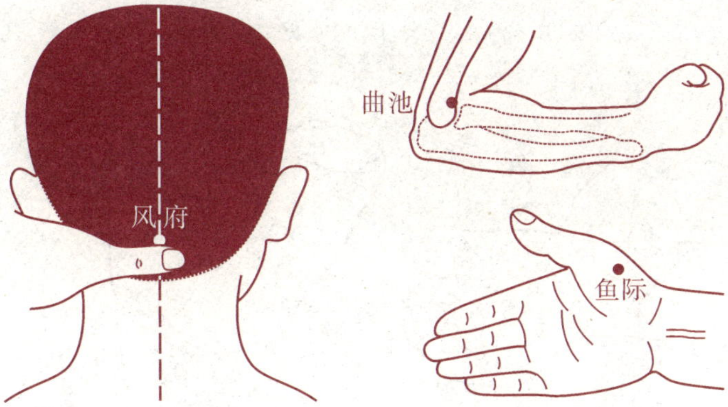

图 12.35　风府、曲池、鱼际

（2）痰多者加尺泽、合谷、丰隆（图 12.36）。

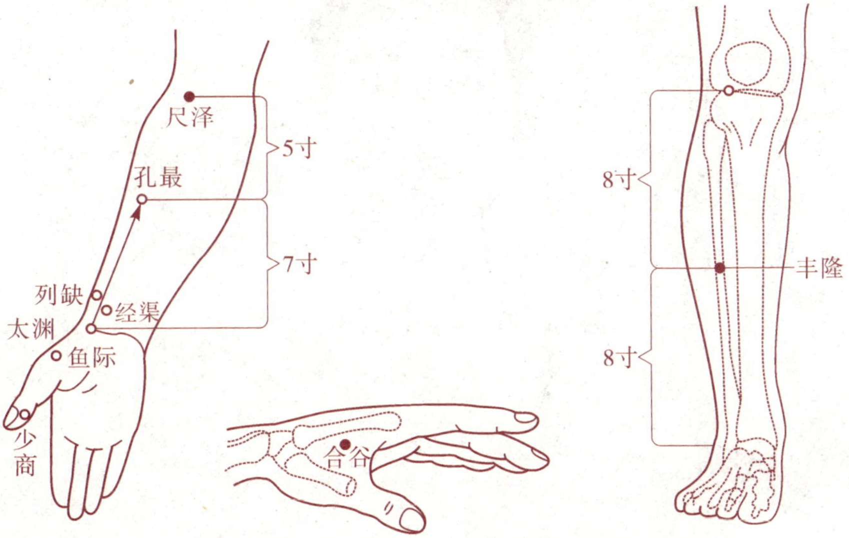

图 12.36　尺泽、合谷、丰隆

（3）邪侵营血者加内关、十宣点刺出血（图 12.37）。

（4）正气欲脱，神阙穴隔盐灸，掐人中、内关强刺激可回阳救逆（图 12.38）。

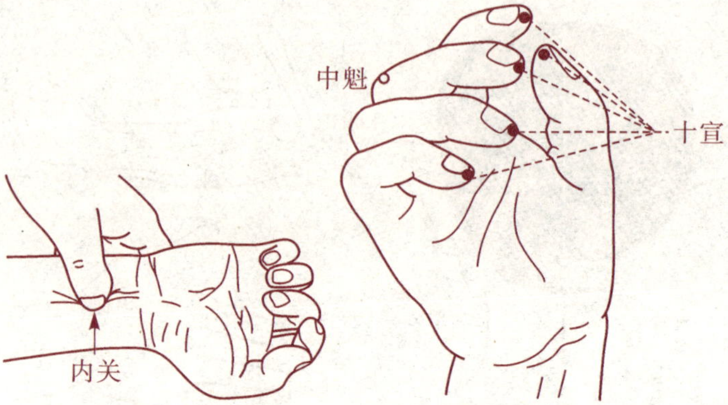

图 12.37　内关、十宣

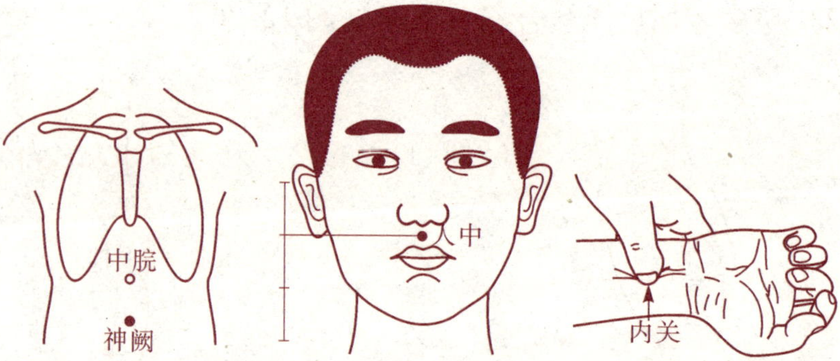

图 12.38　神阙、人中、内关

爱心小贴士

（1）及时给予药物治疗。

（2）防止过度劳累，风寒侵袭。

六、慢性支气管炎

慢性支气管炎是由细菌和病毒感染或环境刺激引起的气管和支气管炎症。临床上主要以咳嗽、咳痰，或伴有喘息及反复发作为特点。中医认为其病与肺、脾、肾三脏功能失调有关，急性期迁延致慢性则易致虚证。

可按中医分型选取组穴治疗。

1. 风邪袭肺：

（1）症状：风寒束肺者咳嗽，鼻塞，流涕，头痛，身困，恶寒发热，咳痰稀薄、色白，舌苔薄白，脉浮紧；风热犯肺者头痛鼻塞，咳嗽流涕，身热，口渴，咽痛，咳痰黏稠不畅、色黄，舌苔薄黄，脉浮数；风燥伤肺者干咳无痰，或痰少粘连成丝，或痰中带血丝，唇鼻干燥，口渴，舌红干而少津，脉浮数。

（2）点压经穴疗法：宜选用手太阴肺经、手阳明大肠经经穴及背俞穴进行治疗。点压穴位用泻法，用力可较大，可逆时针点压揉动穴位，指压时间较短，刺激感要强。

（3）取穴：肺俞、脾俞、大椎（图 12.39）。风寒加风池、尺泽、合谷，风热加鱼际、曲池、少商，风燥加阴陵泉、照海、孔最。

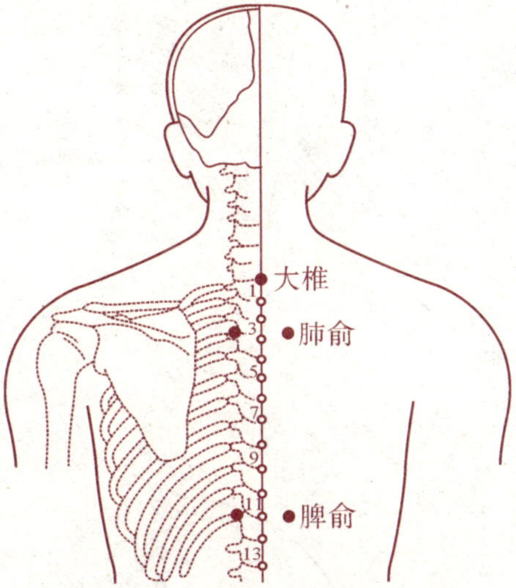

图 12.39 肺俞、脾俞、大椎

2. 痰湿蕴肺：

（1）症状：连声咳嗽，反复发作，咳声重浊，痰多白黏稠或多吐白沫痰，夜重日轻，胸闷脘痞，食少体倦，面容虚肿，舌苔白腻，脉濡数。

（2）指压经穴治疗：宜选用手太阴肺经、足太阴脾经经穴及背俞穴进行治疗。健脾指压穴位用补法，用力较小，力度缓慢增大，顺时针点揉穴位，时间可略长，刺激感要小；祛痰止咳指压穴位用泻法，用力可较大，可逆时针点压揉动穴位，指压时间较短，刺激感要强。

（3）取穴：肺俞、脾俞、丰隆、中府、阴陵泉（图 12.40）。

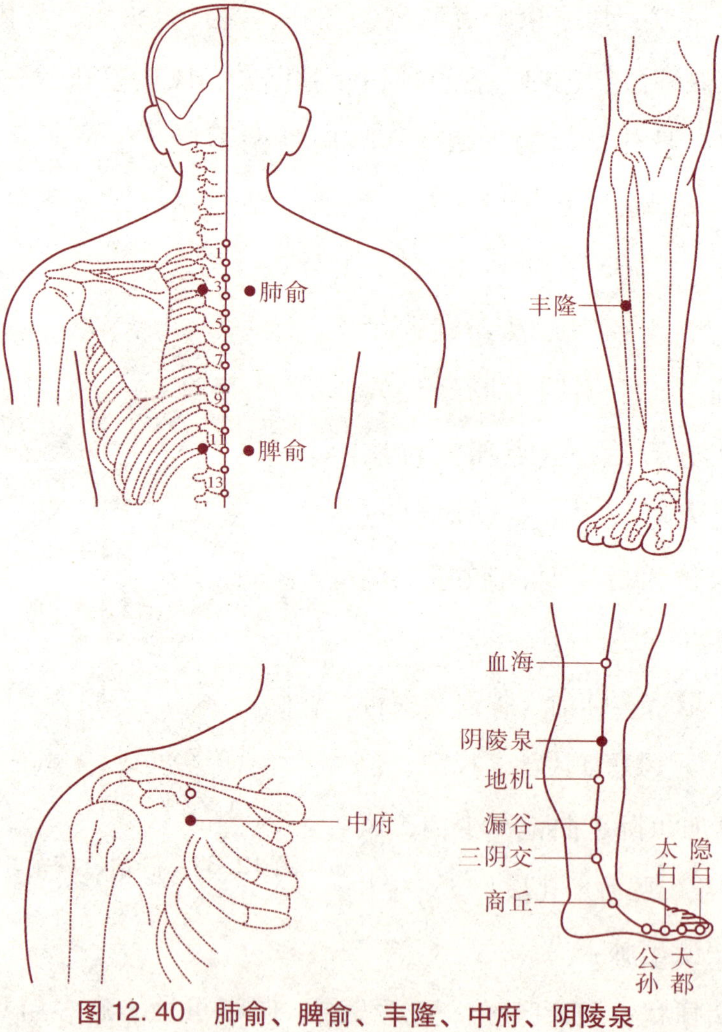

图 12.40　肺俞、脾俞、丰隆、中府、阴陵泉

3. 痰热郁肺：

（1）症状：咳嗽痰多，质黏或稠黄，气粗，胸胁胀满，咳时引痛，口干舌燥，喜饮，舌红、苔薄黄腻，脉滑数。

（2）指压经穴治疗：宜选用手太阴肺经、手阳明大肠经经穴及背俞穴进行治疗。指压穴位用泻法，用力可较大，可逆时针点压揉动穴位，指压时间较短，刺激感要强。

（3）取穴：肺俞、大椎、尺泽、太渊、鱼际（图 12.41）。

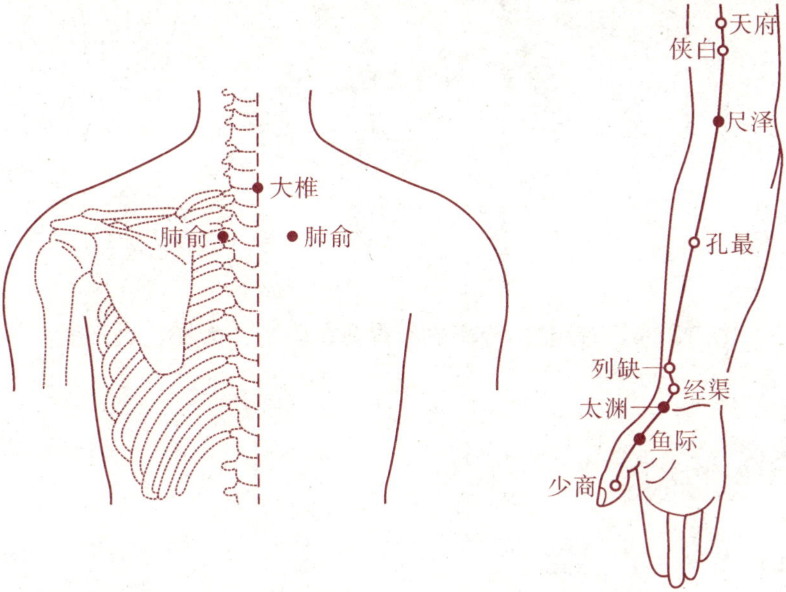

图 12.41　肺俞、大椎、尺泽、太渊、鱼际

4. 肾虚喘促：

（1）症状：动则喘剧，气短，或咳而气怯，多为阵咳，痰多喉鸣，食少，怯寒肢冷，小便不利，足背浮肿，苔白润或灰腻、舌胖大，脉沉细而滑。

（2）点压经穴治疗：宜选用背俞、督脉穴进行治疗。点压穴位用补法，用力较小，力度缓慢增大，顺时针点揉穴位，时间可略长，刺激感要弱。

（3）取穴：肺俞、膏肓俞、肾俞、脾俞、大椎、足三里(图 12.42)。

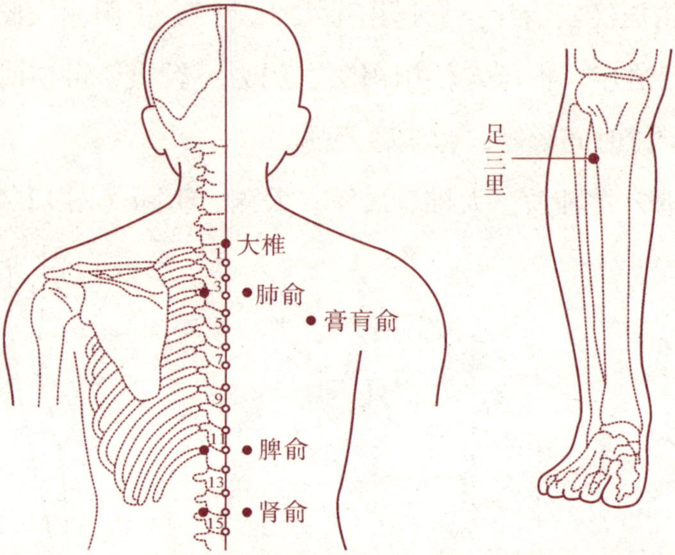

图 12.42　肺俞、膏肓俞、肾俞、脾俞、大椎、足三里

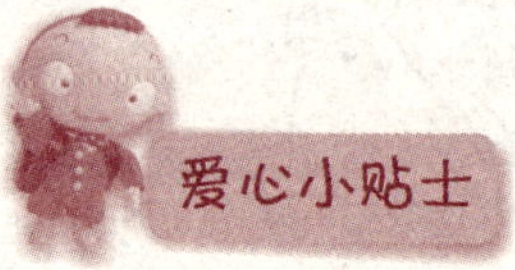

（1）及时治疗感冒。

（2）祛除引起感冒的环境因素，如过敏原等。

七、哮喘

哮喘是一种反复发作的呼吸系统疾病，多数患者在发作前出现鼻咽发痒、咳嗽、喷嚏、胸闷等先兆症状，患者平时身体虚弱，一旦遇到风寒，精神刺激，抑郁，发怒或者环境变化，呼吸的时候吸入了粉尘，以及饮食不注意，吃了引起过敏反应的食物以及饮酒等，都可以诱发哮喘。发作突然，呼吸急促，胸闷气粗，能听到喉部的哮鸣声，不能平卧，出汗，因为呼吸不通畅，脸色有明显变化。发作快要停止时，咯出较多的痰液，呼吸能变得平稳。

发作时患者端坐，医者双手大拇指点揉肺俞，轻重根据患者的忍受情况而定，连续点揉3~5分钟，直到哮喘缓解。

在不发病的时期，点揉大椎、肺俞、丰隆、膻中、气海、太渊、关元穴（图12.43、图12.44）。

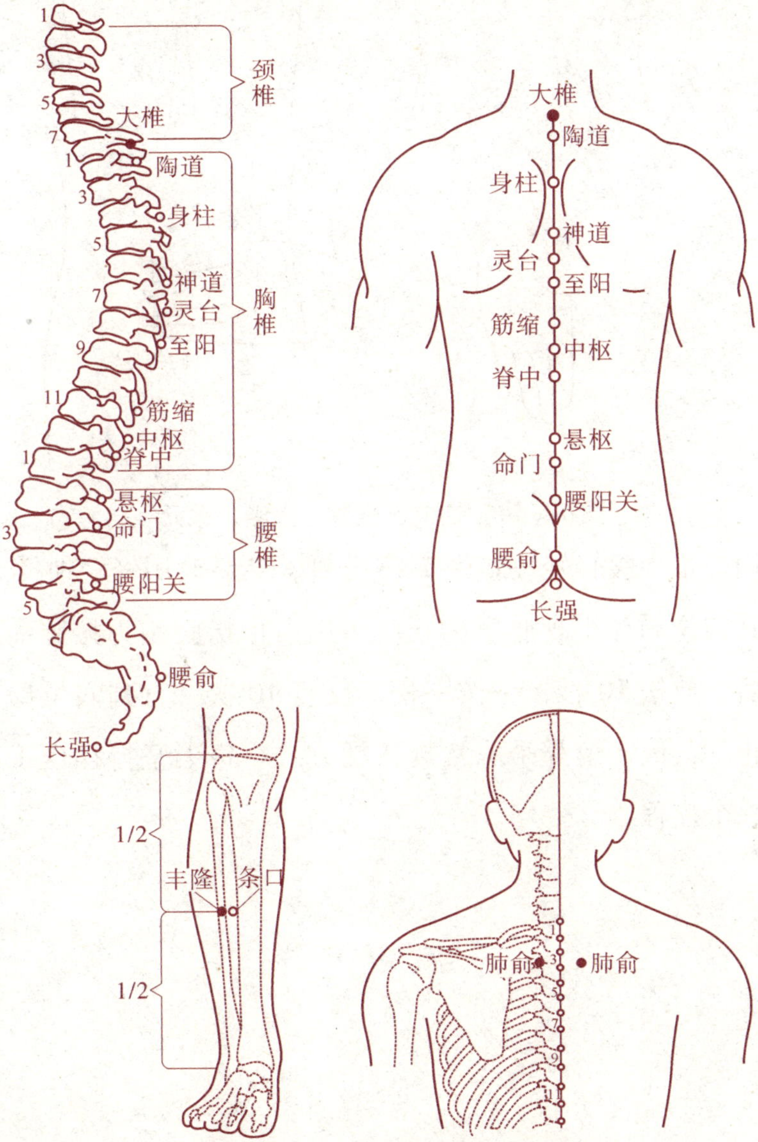

图 12.43　大椎、丰隆、肺俞

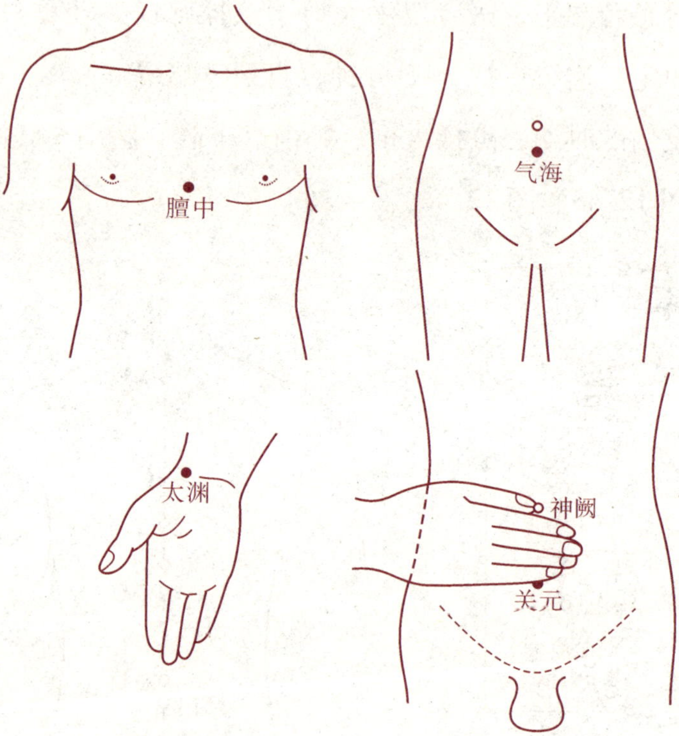

图 12.44 膻中、气海、太渊、关元

先用拇指指腹轻轻按膻中 2~3 分钟，然后改用轻轻地揉 1~2 分钟，直到穴位局部出现胀感为止。再用拇指指腹用力按肺俞，按住半分钟后，放松 10 秒，一按一松，反复 10 次，直到穴位局部出现胀感为止。其他穴位都采取常规按揉方式。每天坚持揉压 1 次，半个月为一个疗程。

第十三章　循环系统

一、高血压

高血压是指在安静状态下动脉血管内压力升高，超过正常水平而表现出的综合症状。血压超过正常范围标准：舒张压≥90 毫米汞柱（12 千帕），收缩压≥140 毫米汞柱（18.6 千帕）即为高血压。原发性高血压多与长期精神紧张和遗传有关；继发性高血压多继发于慢性肾炎、脑外伤及内分泌紊乱等疾病。

可按中医分型选取组穴治疗。

1. 肝火亢盛，风阳上扰：

（1）症状：头痛，头胀，头晕，烦躁易怒，面红目赤，口干舌燥，便秘，恶心呕吐，甚至昏迷，舌红、苔黄，脉弦有力或弦数。

（2）指压经穴疗法：宜选用手阳明大肠经、足阳明胃经、足少阳胆经、足厥阴肝经经穴进行治疗。用泻法，用力可较大，可逆时针点揉穴位，时间要短，刺激感要强。

（3）取穴：太阳、风池、曲池、太冲、行间、足三里。

2. 肝阳上亢，肝肾阴虚：

（1）症状：眩晕耳鸣，视物模糊，心烦易怒，少寐多梦，面潮红，手足心热，心悸失眠，口干苦，舌红少苔，脉细弦数。

（2）点压经穴疗法：宜选用足少阳胆经、足厥阴肝经、足少阴肾经经穴及背俞穴进行治疗。太溪、三阴交、肾俞、肝俞点压穴位用补法，用力较小，力度缓慢加大，顺时针点揉穴位，时间可略长，刺激感要弱。余穴点压穴位用泻法，用力可较大，可逆时针点揉穴位，指压时间要短，刺激感要强。

（3）取穴：肾俞、肝俞、太溪、三阴交、京门、太冲、风池、侠溪。

3. 痰湿中阻，上扰清窍：

（1）症状：头晕沉重，目蒙耳鸣，思卧嗜睡，胸脘痞闷，泛饮呕吐恶心，舌胖、苔白腻，脉濡滑。

（2）点压经穴疗法：宜选用足阳明胃经、足太阴脾经经穴及背俞穴进行治疗。用平补平泻法，用力适中，可顺时针和逆时针方向交替旋转按压穴位，以有一定刺激感为度。

（3）取穴：中脘、脾俞、足三里、丰隆、解溪、太白、内关、章门。

4. 阴阳两虚，虚阳上逆：

（1）症状：头晕眼花，耳鸣，心悸健忘，精神萎靡，腰膝酸软，舌质淡红，脉沉细或细弱。

（2）点压经穴疗法：宜选用足少阴肾经经穴、背俞穴进行治疗。点压穴位用补法，用力较小，力度缓慢加大，顺时针点压揉穴位，时间可略长，刺激感要弱。

（3）取穴：肾俞、命门、脾俞、太溪、绝骨、三阴交、足三里。如头晕眼花较重者，加头维、太阳交替点刺放血，每次每穴放血4~5滴。

5. 其他方法：

除上述方法外，对于有高血压的人来说，采用下列方法也有很好的防病治病效果：

（1）推压、点揉：头维、率谷、风池、桥弓穴。坐位，先从印堂到太阳，太阳到率谷，率谷到风池进行推压数次后，再点揉上述穴位，最后再推两侧桥弓（图 13. 1）。

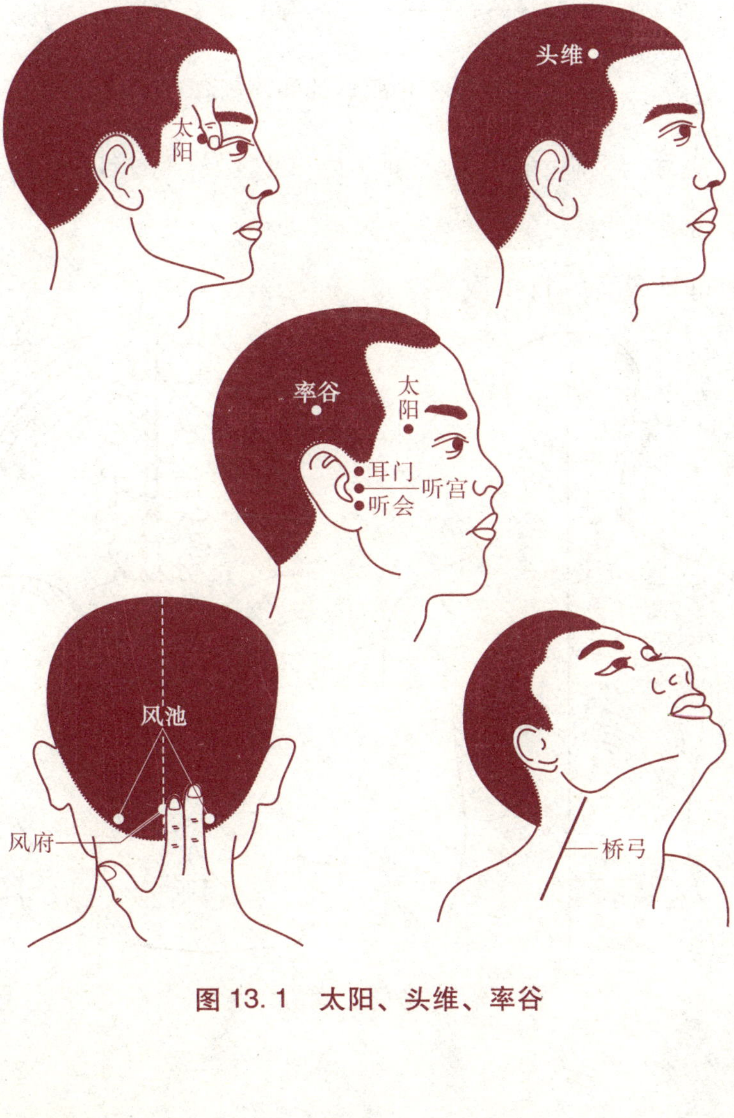

图 13. 1　太阳、头维、率谷

（2）对中脘、神阙、气海用点揉的方法进行刺激（图 13.2）。

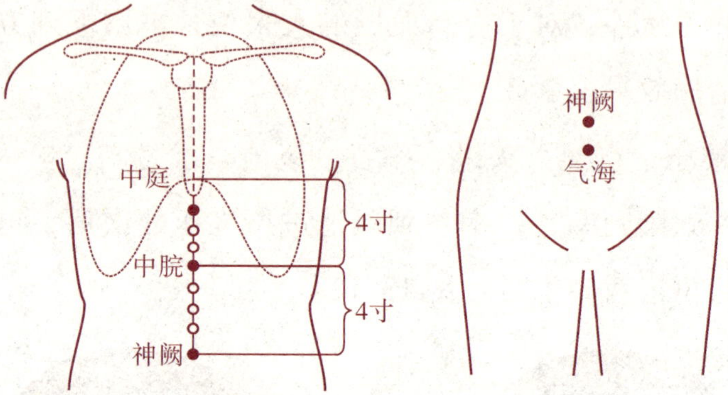

图 13.2　中脘、神阙、气海

（3）点揉、擦腰部肾俞、命门一线，发热为佳。点、揉涌泉（图 13.3）。

以上每日或者隔日 1 次。

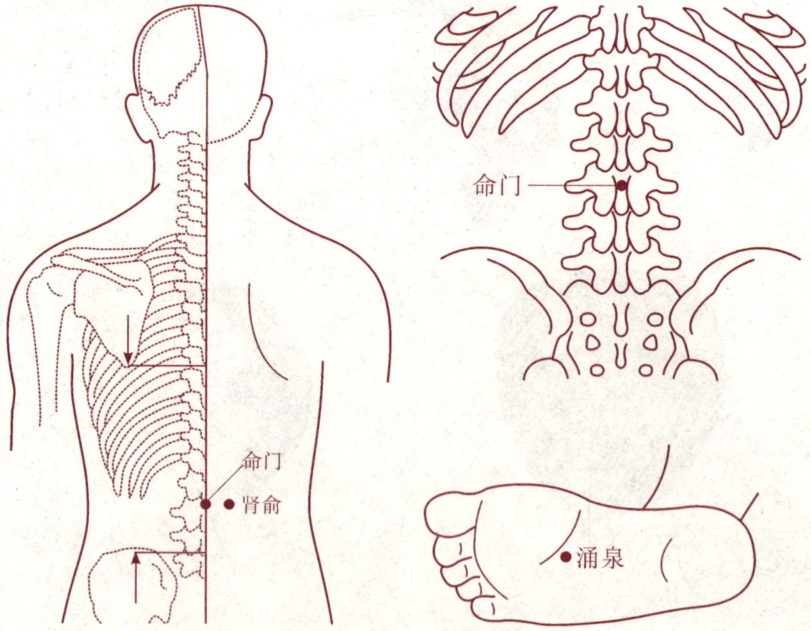

图 13.3　命门、肾俞、涌泉

（4）在脚的踇趾趾根上，有粗的横纹。其中央的点就是“高血压点”（图 13.4）。慢慢地吐气，用两手的大拇指强力点按此处 6 秒，两脚各做 3 次，每天做 10 次。每天坚持可以有效控制血压。

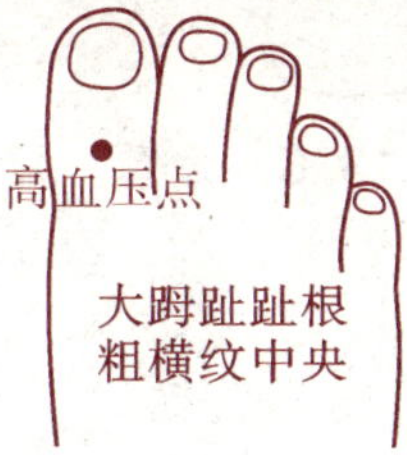

图 13.4　高血压点

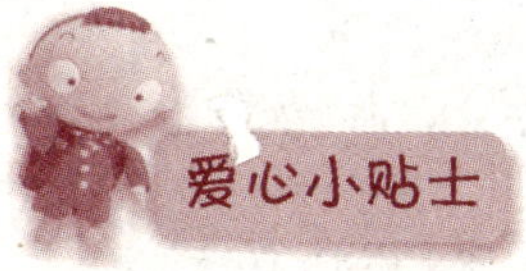

（1）定期做健康检查，早发现、早治疗，防止并发症。劳逸结合，注意锻炼身体。有高血压病史者，应定期复查，及时治疗。

（2）应戒烟戒酒，饮食宜清淡，少进肥腻之品。

二、低血压

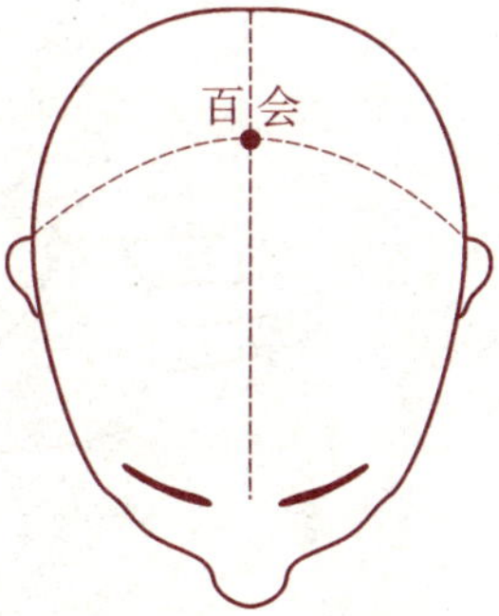

图 13.5　百会

对于高血压大家一般比较熟悉，如果出现低血压，也会有头重、头昏脑涨的感觉，这时可稍微强力地指压百会。百会在头的最上部之中心（图 13.5），将两手的中指置于其上，缓缓吐气，强力按压 6 秒，如此反复 5 次，血液循环会变为良好。

另外，当全身慵懒、手脚冰冷、目眩、站着时头发晕时，刺激太溪、昆仑有缓解的效果，用大拇指及食指抓住脚踝的正后面这两个点，缓缓吐气，强力按压6秒，反复做20次（图13.6）。

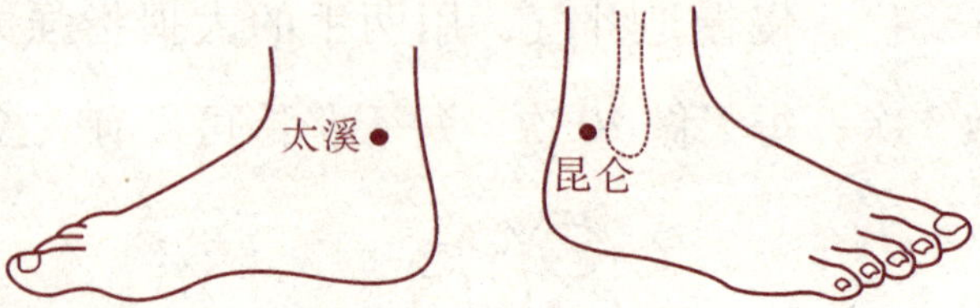

图13.6　太溪、昆仑

三、心动过速

心动过速属于“心悸”的范畴。症状为心慌气短、眩晕、倦怠、失眠、健忘、呼吸急促、脉搏跳动快但无力。

（1）主要穴位：内关、神门、膻中（图13.7）。点按双侧的内关、神门3~5分钟，之后再拇指轻点膻中2分钟，每日1次。

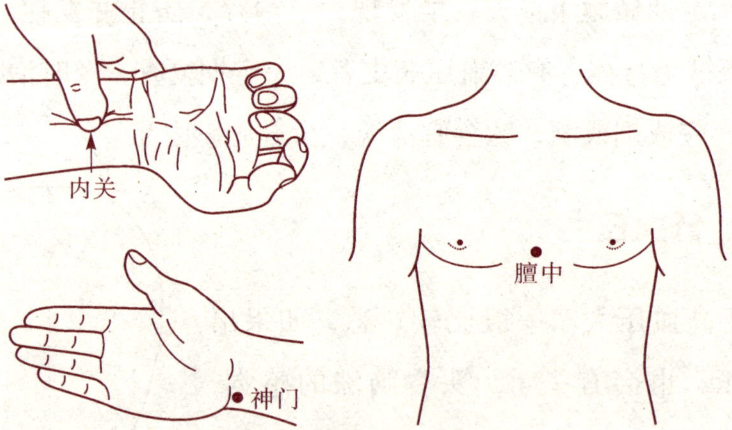

图13.7　内关、神门、膻中

（2）配穴：三阴交、大陵、劳宫、心俞（图13.8）。以按揉为主，力度局部酸胀为佳。

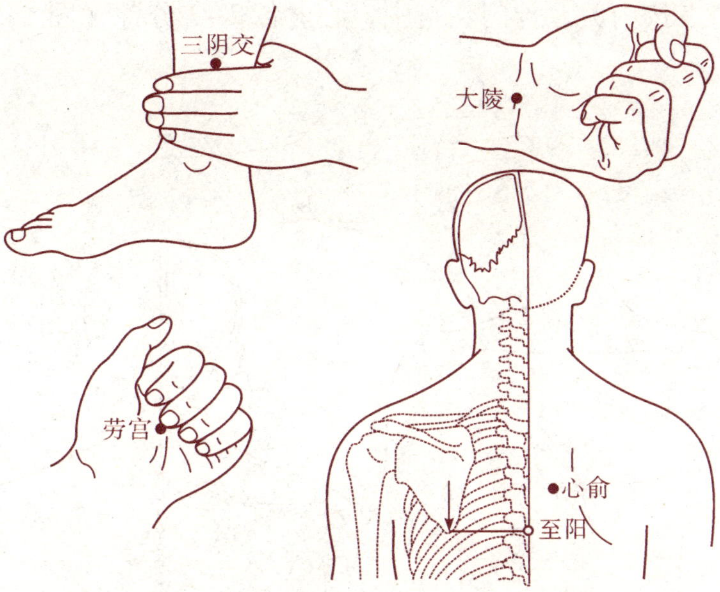

图 13.8　三阴交、大陵、劳宫、心俞

四、冠心病

冠心病是冠状动脉粥样硬化性心脏病的简称。目前死于心脑血管疾病的患者比例升高，冠心病与肥胖、高血压、糖尿病等有密切关系。严重的可发展为心肌梗死及不同程度的心律失常。心绞痛是冠心病的一种常见症状。此病重在预防发生，减少或推迟其发展。点穴刺激可增强体质，减轻并发症。

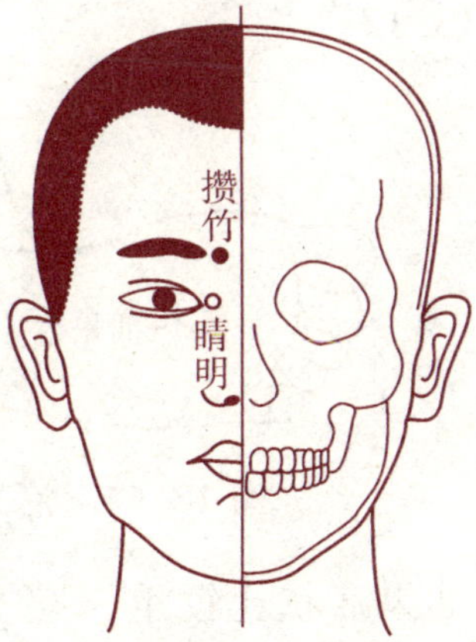

图 13.9　攒竹

（1）点按攒竹 1 分钟（图 13.9）。

（2）点按内关、神门、膻中、心俞各 2~3 分钟（图 13. 10）。

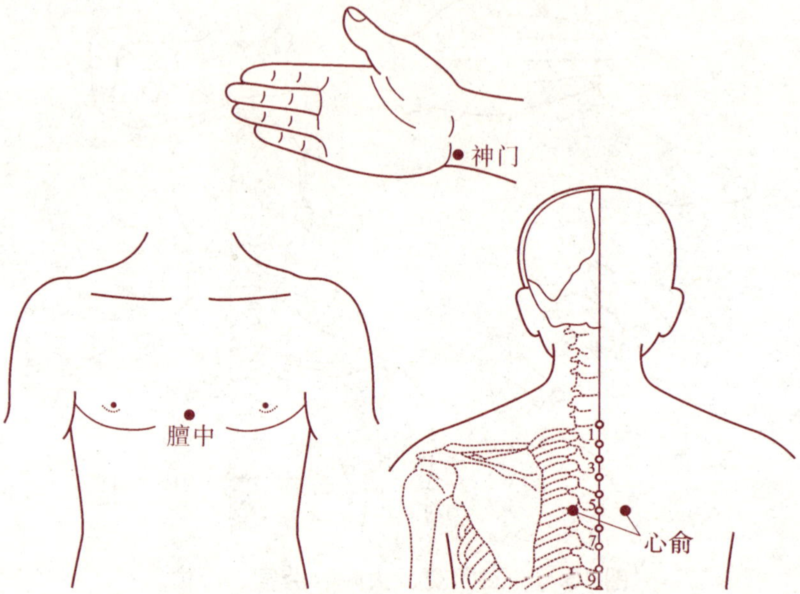

图 13. 10　神门、膻中、心俞

（3）点揉足心，点压涌泉 1~2 分钟（图 13. 11）。

（4）睡前平卧，轻轻揉心前区 3 分钟左右。点揉内关 1~2 分钟（图 13. 12）。

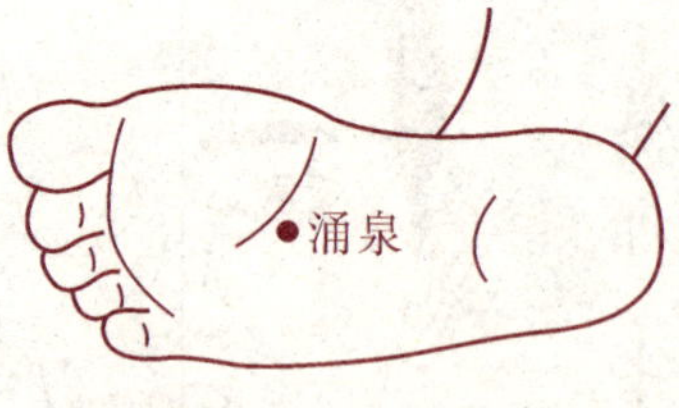

图 13. 11　涌泉

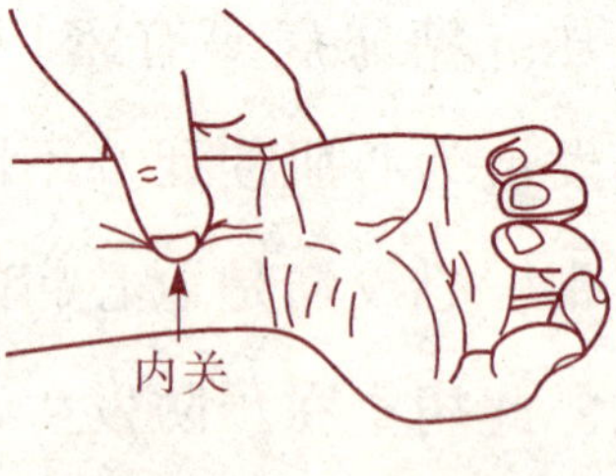

图 13. 12　内关

如果症状比较重，应及时到医院就诊，以免贻误病机、甚至影响生命。

第十四章　消化系统

一、胃痛

胃痛的原因有许多，如受到寒气的侵犯，长期饮食不定时，饥饱失常，暴饮暴食，喜吃辛辣生冷，以及受到精神刺激、生气等。胃痛除了疼痛外，还常有不想吃饭的症状。也就是我们经常说的脾胃不好，平时必须避免诱发胃痛，注意保暖，定时定量饮食，不吃有刺激性的食物，调节情绪。

（1）点揉足三里、内关、中脘、公孙（图14.1）。

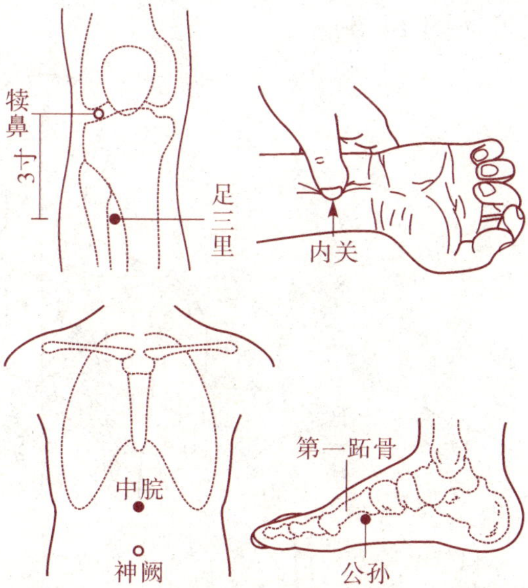

图 14.1　足三里、内关、中脘、公孙

（2）受冷引起的胃痛，增加点揉气海、脾俞、胃俞（图14.2）。

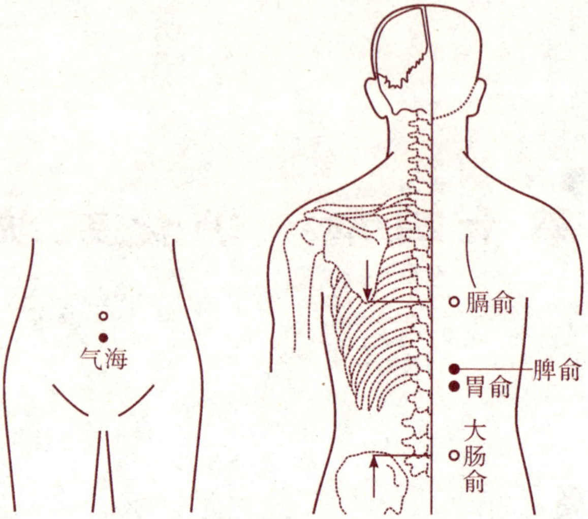

图 14.2　气海、脾俞、胃俞

（3）饮食无节制、伤食引起的胃痛，先仰卧，下肢弯曲放松，顺时针轻轻点揉腹部，再点揉中脘，然后俯卧，重点点揉胃俞、足三里（图 14.3）。

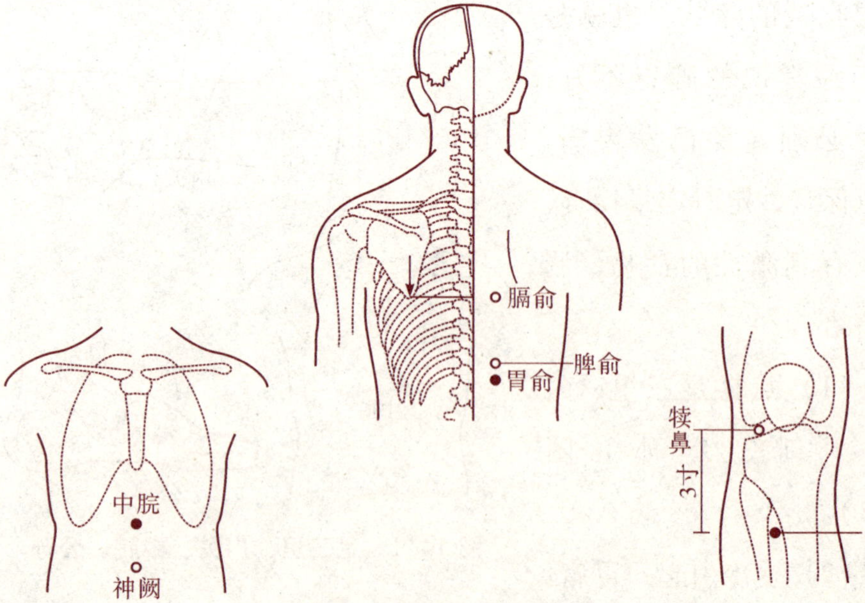

图 14.3　胃俞、中脘、足三里

（4）受到精神刺激、生气引起的胃痛，增加点揉太冲、期门、阳陵泉（图 14.4）。

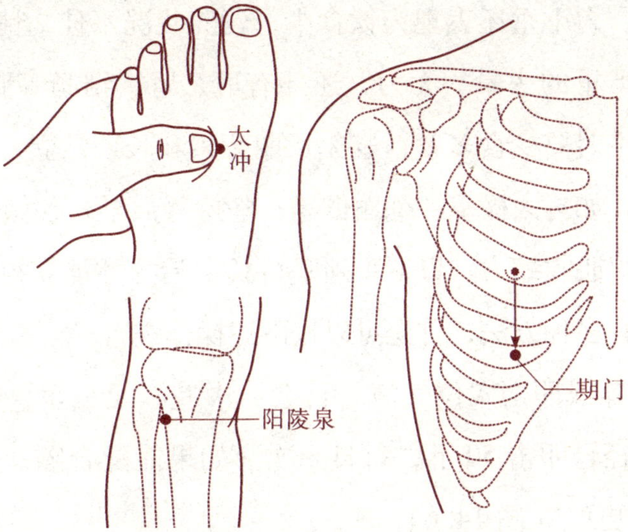

图 14.4　太冲、期门、阳陵泉

（5）腹胀，增加点揉建里（图 14.5）。

二、胃下垂

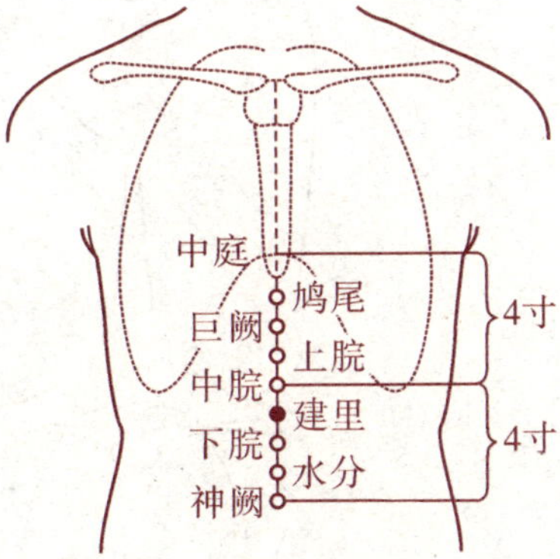

图 14.5　建里

胃下垂是一种慢性疾病，长期不愈，病程长，也是慢慢形成的疾病，目前没有特效药可以根治胃下垂。一般以胃小弯弧线最低点下降到髂嵴连线以下，或者十二指肠球部向左偏移时，就称为胃下垂。这是因为腹壁的紧张度发生变化，腹壁脂肪缺乏或肌肉松弛，腹压下降，以及胃的支撑韧带松弛无力引起的。中医认为，脾胃虚弱或长期饮食不节制，疲劳过度，脾虚不能升举阳气，中气下陷，不能维持胃的位置，长期直立，受重力作用就造成了下垂。胃下垂的患者多是瘦长体型，进食后胃部不适，平卧或用双手从下腹部向上托起则上腹部坠胀减轻，或者消失；另外，胃下垂还表现为饮食少，营养状况不佳，精神不振，容易疲乏，更严重的头晕、无力，还伴有肝、肾、结肠等脏器的下垂。这样的患者平时要少食多餐，避免长期劳累和长期站立，只适合静止形式的运动，如打太极拳、练瑜伽等；坚持每天早晚各做 10~20 次深呼吸，加强腹肌收缩力。胃下垂须坚持长期治疗才能获得效果。点穴治疗胃下垂有多种方法，首先可以按下述操作进行。

（1）点揉或叩击穴位气海、百会、中脘、足三里，叩击用食指与中指弯曲轻轻叩击 50 下，每日 1 次。如果能配合隔盐灸神阙 10~20 分钟效果更好（图 14.6）。

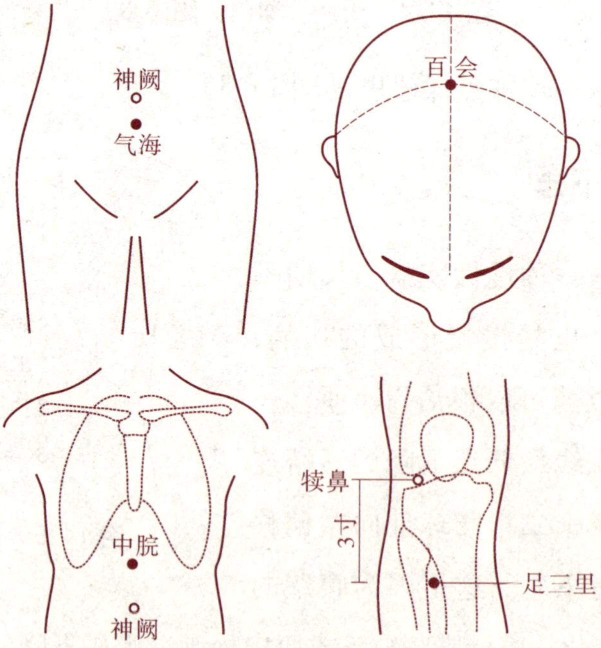

图 14.6　气海、百会、中脘、足三里

（2）也可以增加推压、点揉从至阳到命门，以及后正中线左右各旁开 0.5 寸的两条线。从上到下，轻轻推压15~30 次后，再点揉上述穴位（图 14.7）。

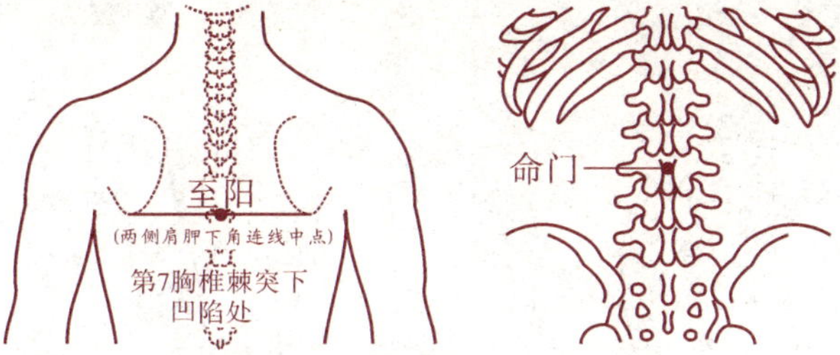

图 14.7　至阳、命门

其次，还可以点按脾俞、三焦俞，用补法，并运气于手掌，从长强推至大椎穴。然后用摩法，原路返回长强穴，有升阳举陷之功。点按天枢、关元可补益下元，益气举陷，调节肠胃，消除腹胀（图 14.8）。

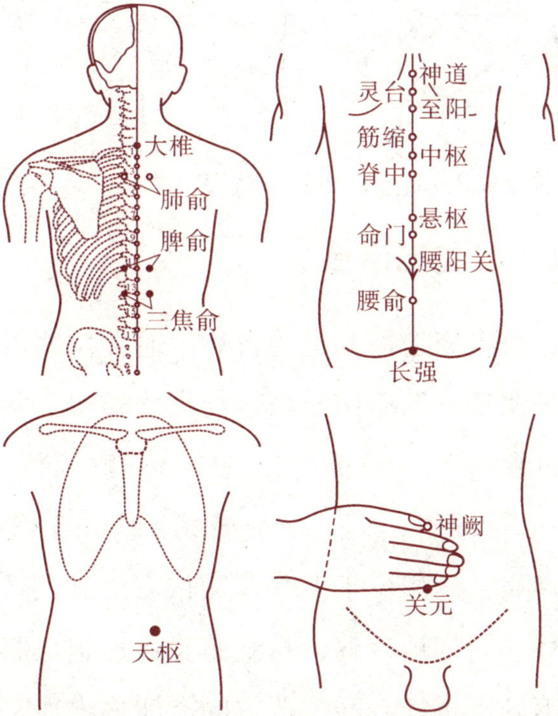

图 14.8　脾俞、三焦俞、长强、大椎、天枢、关元

最后，可采用自我保健方法，具体分两步进行：①用手点揉并提拿腹部 20 次。提拿腹肌 20 次，每日 1 次。②点揉百会、中脘、气海、关元、足三里各 1 分钟。坚持每天点按，自然就可以解除胃下垂引起的痛苦（图 14.9）。

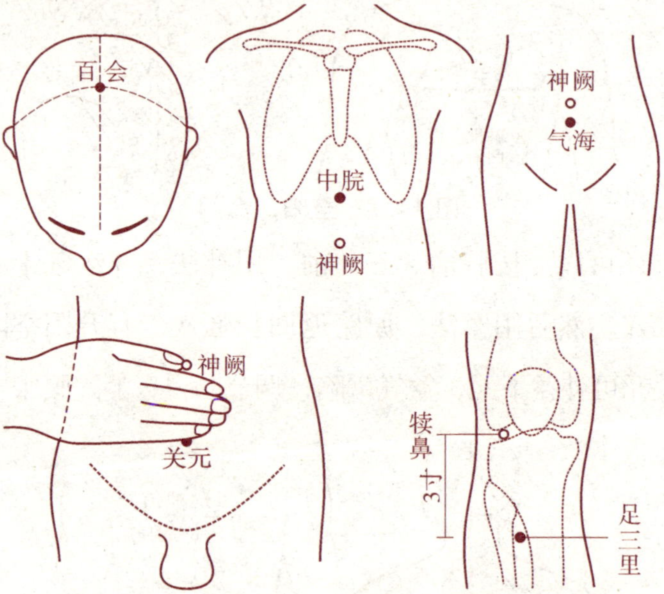

图 14.9　百会、中脘、气海、关元、足三里

三、胃及十二指肠溃疡

胃及十二指肠溃疡是最常见的胃病。通常长期胃痛的患者都患有胃或十二指肠溃疡，发病诱导因素与胃痛类似。两种溃疡的区别是胃溃疡多在进食后 30～60 分钟出现疼痛，疼痛位于上腹稍偏左，并持续 1～2 小时后缓解；十二指肠溃疡，多在空腹饥饿时或饭后 2～4 小时出现疼痛，疼痛位于上腹稍微偏右，进食后缓解。溃疡的发作都有节律性、周期性疼痛，自我感觉到压迫、膨胀。有的患者还会出现恶心呕吐、嗳气吞酸，严重的有溃疡出血，出现黑便或者吐血，胃部疼痛剧烈。按压患者的胃俞、膈俞和肝俞处出现压痛。

具体点穴方法如下。

1. 取穴：上脘、中脘、下脘、内关、足三里(图 14. 10)。

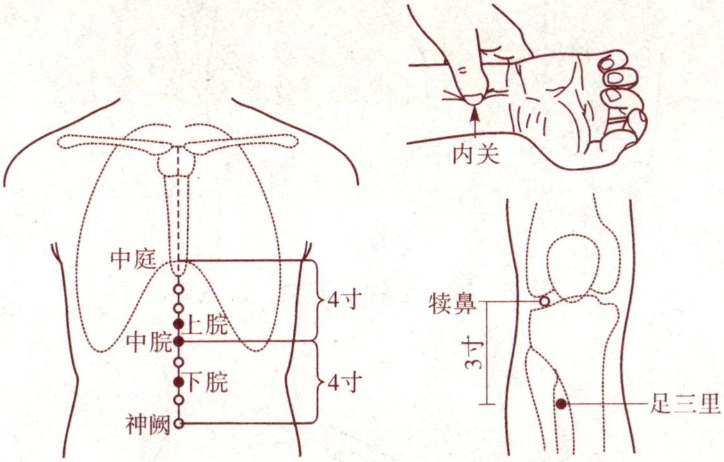

图 14. 10 上脘、下脘、足三里

2. 具体方法：

(1) 胃溃疡用胃俞，十二指肠溃疡用大肠俞（图 14. 11）。

(2) 在上脘、中脘、下脘用点揉、推压的方法 5 分钟，再点压内关、足三里（图 14. 12）。用力根据病情和患者能忍耐的程度而定，每日 1 次。

(3) 在疼痛剧烈的发作期，增强点揉足三里、公孙、内关、梁丘（图 14. 13）。

(4) 公孙穴用较重的力量点掐，每隔 20 秒放松 3 ~ 5

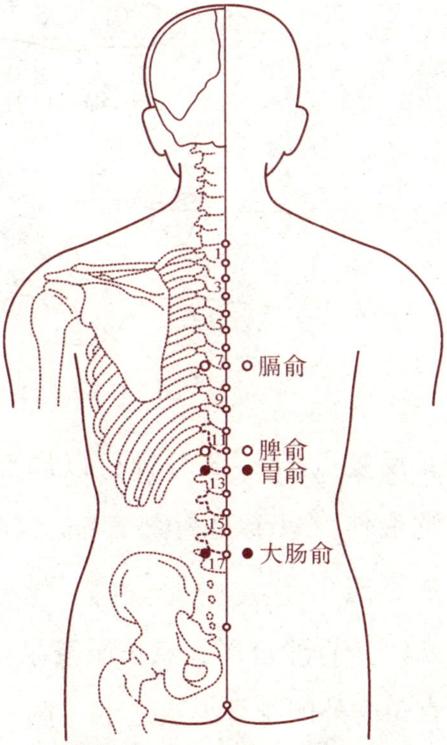

图 14. 11 胃俞、大肠俞

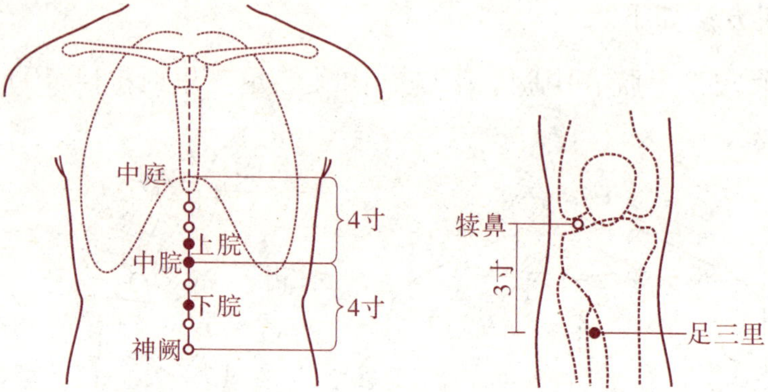

图 14.12　上脘、下脘、足三里

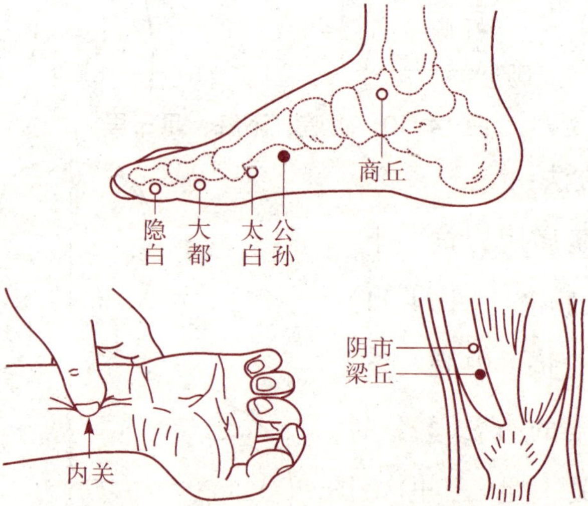

图 14.13　公孙、内关、梁丘

秒，反复点掐 2~3 分钟，以局部有明显酸胀感觉最佳。只要是胃部疼痛，都可以用这种方法迅速止痛。

（5）胃酸过多，点按阳陵泉。它位于膝盖成直角时外侧腓骨小头之下（图 14.14），刺激时一面吐气一面点按 6 秒，如此重复 10 次。

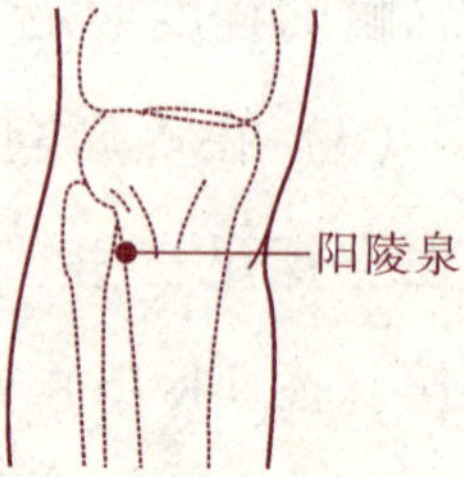

图 14.14　阳陵泉

四、呕吐

呕吐是将胃内容物从口中吐出。胃里的内容物有食物、胃液、水、胆汁等。吐出胃内容物且有声音为呕，吐出胃内容物没有声音为吐，没有吐出来胃内容物有声音为干呕。通常呕与吐一起出现，就称为呕吐。引起呕吐的病因有许多。应该注意的是，呕吐也是一种正常的身体自我保护产生的生理反射，就像鼻子里进入了灰尘要打喷嚏清除掉一样，吃进了不洁净、生冷、过于油腻或者味道奇特的食物，身体拒绝接受就要从胃经过食道从口中吐出来。偶尔的呕吐不会影响健康反而是自我保护。但经常呕吐，容易有呕吐感就必须重视了。

1. 取穴：中脘、胃俞、内关、足三里（图 14. 15）。

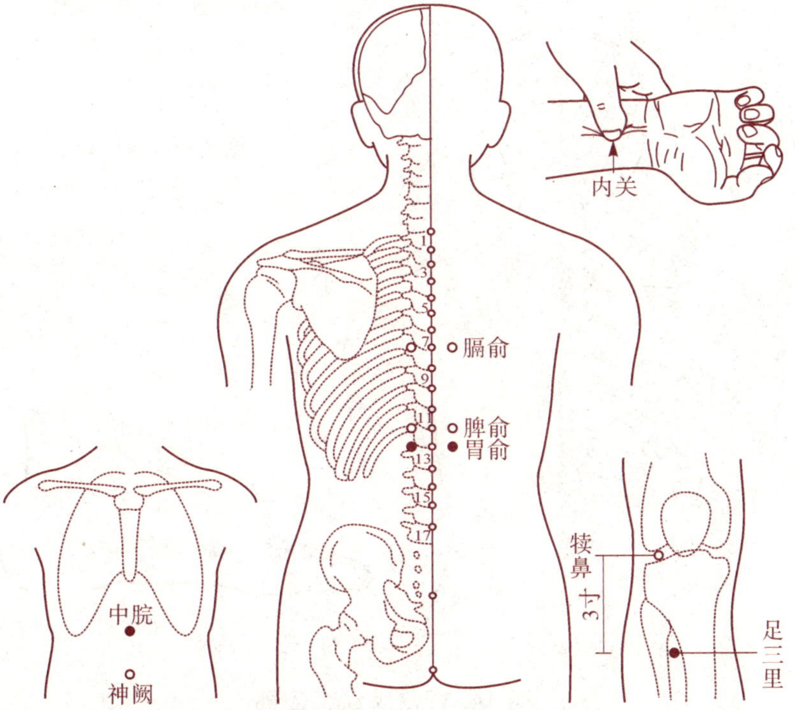

图 14. 15　中脘、胃俞、内关、足三里

2. 具体方法：

（1）内关穴是治疗呕吐最佳的常用穴位，不论什么原因的呕吐都可以使用，位置也方便点揉。

（2）消化不良者增加点揉梁门、天枢消食（图 14.16）。

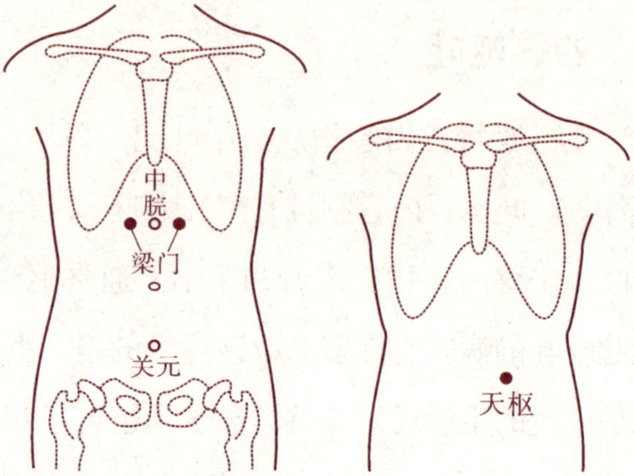

图 14.16　梁门、天枢

（3）平时脾胃虚弱，食欲不佳容易呕吐者增加按揉脾俞、公孙（图 14.17）。

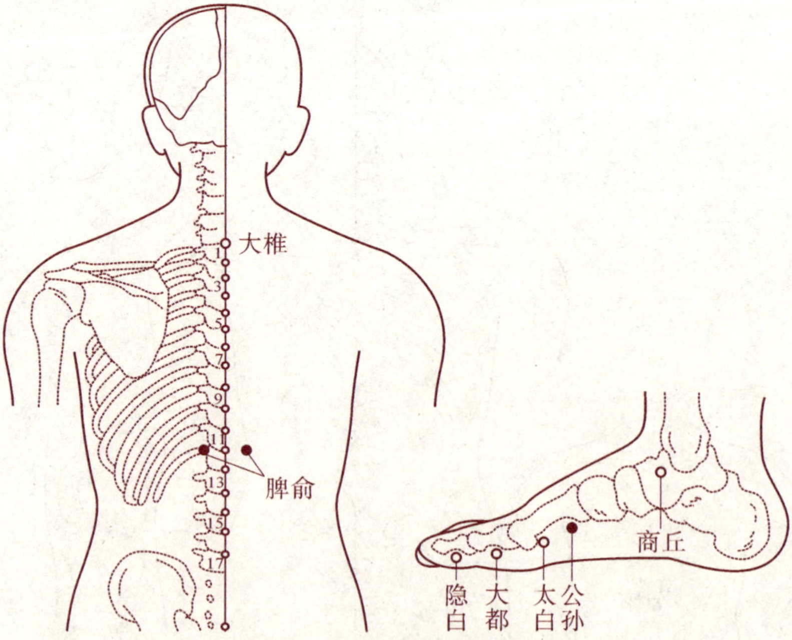

图 14.17　脾俞、公孙

儿童呕吐可以点揉涌泉（左脚）（图 14.18），板门（拇指下手掌大鱼际处)。顺时针点揉左脚涌泉，急性呕吐必要时可以用笔、钥匙等尖端物品刺激，力量以能忍受疼痛为佳，病程长、体质差的用拇指腹施中等力度点揉。按揉后从患儿拇指指腹小横纹开始向板门按推100次，频率约30次/分，力量适中。

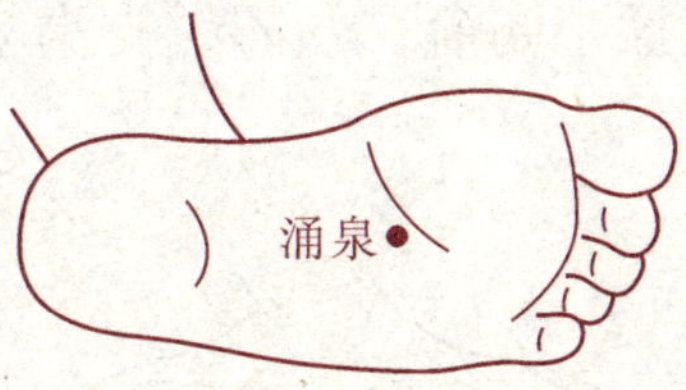

图14.18　涌泉

五、便秘

便秘是由于肠蠕动缓慢，水分吸收过多，粪便干燥、坚硬，滞留肠道，不易排出体外。其特征是排便的次数减少，几天排一次甚至一周一次，腹部不适，或者粪便不干燥但是便意无，排便无力。导致便秘的原因有不规律的排便习惯、久坐久卧，运动少，食物过于精细、缺少粗纤维饮食。便秘常影响食欲和睡眠，长期便秘可能引起痔疮、肛裂等疾病。对于现代人群来说，便秘比较常见，下面就介绍点穴疗法。

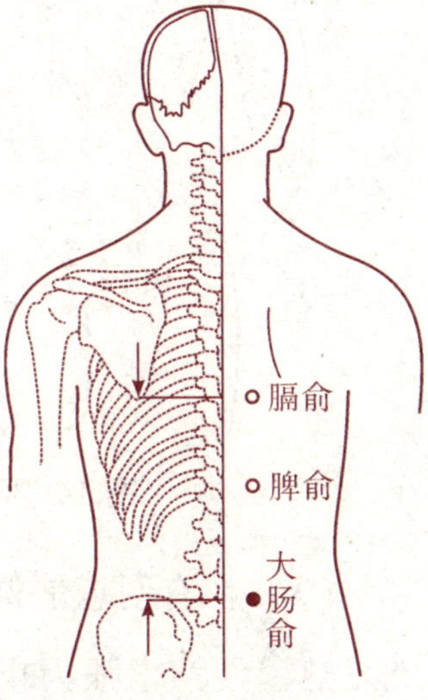

图14.19　大肠俞

(1) 先卧在床上，放松全身肌肉，在第4、5腰椎中间向左右两横指处强压到稍有疼痛感，就是大肠俞（图14.19）。由于此处能刺激大肠，使肠蠕动功能增强，因此能治疗便秘。点按时先深吸一口气，一面强力点按一面吐气，6秒后将手指放开，恢复自然呼吸，如此重复5~10次（请人代劳时，采用同样的呼吸法）。

(2) 点揉腹部中脘、天枢、关元约5分钟，力度适中。可增加点揉小肠俞、八髎、支沟（图 14.20）。

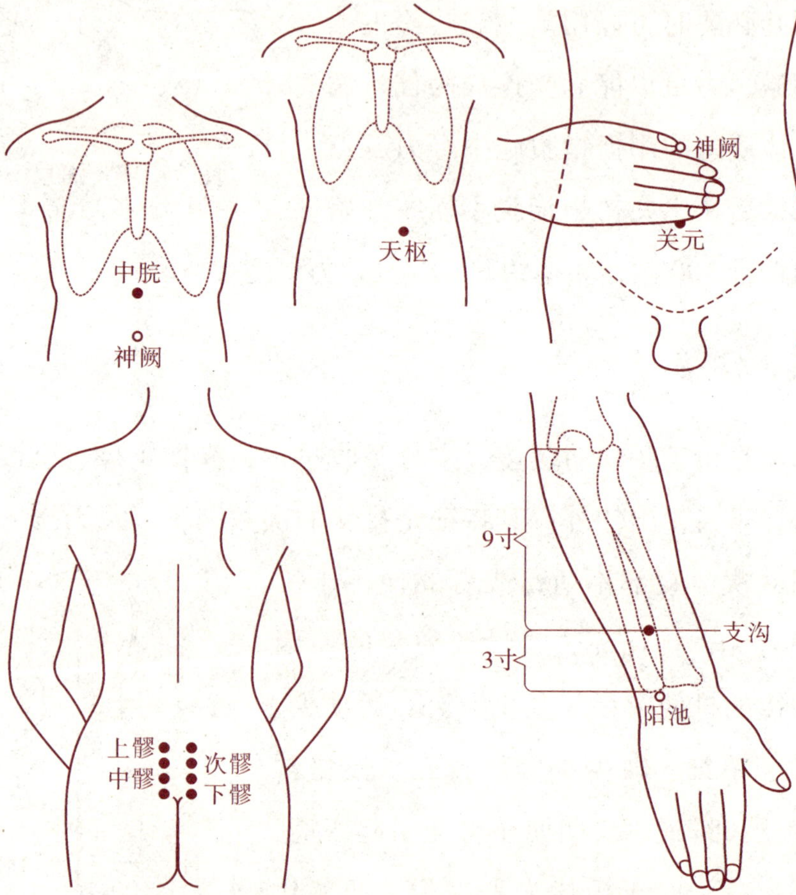

图 14.20　中脘、天枢、关元、八髎、支沟

（3）在有便意前仰卧放松腹部，用手掌顺时针按揉下腹部，感觉发热、便意增强为止。

（4）摩擦手臂可治便秘、强化肠胃。手臂上布满着许多可以锻炼五脏六腑的经络与穴位，特别是位于外侧有与肠胃相关的经络与穴位。当一个人有了便秘情况时，只要用力摩擦手臂即可；它能治疗痔和肠胃病，并且可改善体质、恢复体力。

不过，条条大路通罗马，下面的方法也可以起到相同的作用。

选取太渊穴（补）、合谷穴（泻）、三阴交穴（补）、足三里穴（补）、照海穴（补）、承山穴（泻）、天枢穴（补）、中脘穴（泻）、气海穴（补）、脾俞穴（补）、肾俞穴（补）。按配穴排列次序点穴，每穴各点揉、70~100次。

六、腹泻

腹泻是指排便次数增多，粪便稀薄，甚至泻出物如水样，多伴有腹痛，肠鸣。此病一年四季均可发生，但以春秋两季为多见。现代医学认为本病多由细菌感染和胃肠功能障碍所致，最常见于急、慢性肠炎。病因多为饮食不洁，或者进食油腻过多，不易消化，进食生冷过多，脾胃受寒。中医认为其病变在于脾胃和小肠，主要因感受外邪、饮食所伤、七情不和及脏腑虚弱等所致，临床主要有寒湿伤脾、食滞肠胃、肝气乘脾、脾胃虚弱、肾阳虚衰，须辨证施治。常规点穴疗法是：

（1）逆时针轻揉腹部。

（2）按压中脘、天枢、大肠俞、脾俞、上巨虚、下巨虚、足三里、阴陵泉、每穴3~5分钟（图14.21）。

（3）受寒可热敷神阙，每日2次（图14.22）。

另外，还可以平时未病先防，采用下列方法进行自我保健和预防。

方法一：腹泻频发时，自己点揉手上的下痢穴、大肠穴、背穴、外劳宫穴、健里三针区，可以缓解症状。点按中脘、水分、神阙、天枢、气海各穴1分钟。每天坚持点按一遍。可以起到防病治病的作用。

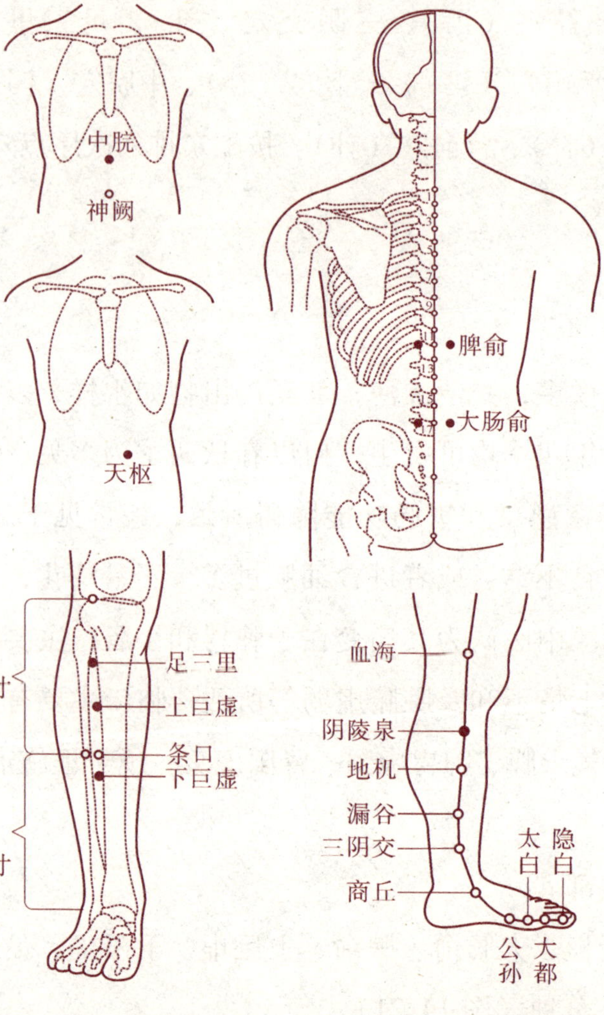

图 14.21 中脘、天枢、脾俞、大肠俞、足三里、上巨虚、下巨虚、阴陵泉

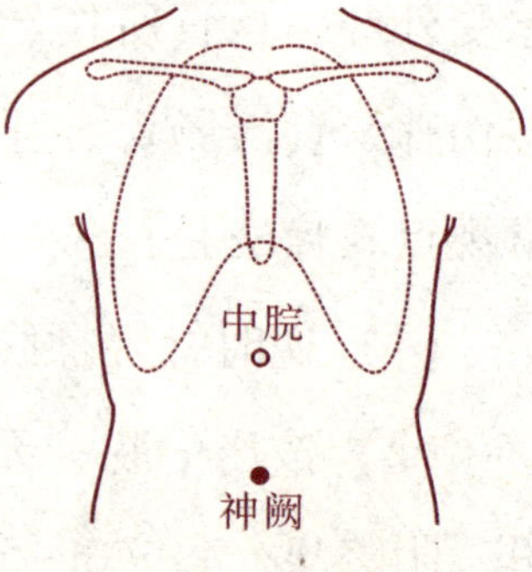

图 14.22 神阙

七、腹部摩擦法可缓解胃痛及腹痛

健康的根源在于内脏功能是否健全，所以强化内脏，使其功能充分发挥是非常重要的，希望各位能做腹部摩擦。方法十分简单，用手掌以画圆的姿势摩擦腹部，首先将右手放在右胸部下，依逆时

针方向，由上腹部绕到下腹部，再通过左腹部回到原来的位置，接着用左手同样从左胸部开始绕圈，用右手、左手交替使用，合计 36 回即可。此腹部按摩法能消除消化器官的疲劳且强化其功能，只要坚持做，胃肠功能就会好转，同时也能预防胃痛、腹痛。

第十五章　生殖系统

一、乳腺增生

乳腺增生的表现为乳房有单个或多个大小不等的肿块，质地坚韧或呈囊性，边界清楚，推动时可活动，非恶性肿瘤。肿块随情绪波动增长变化，与月经周期有关，往往在月经前疼痛加重，月经后减轻或消失。肿块、疼痛感与情志关系密切，忧郁、发怒、思虑过度都是病因，平时应调畅情志，平静情绪。

（1）点揉期门、乳根各 3 分钟，由轻到重（图 15.1）。

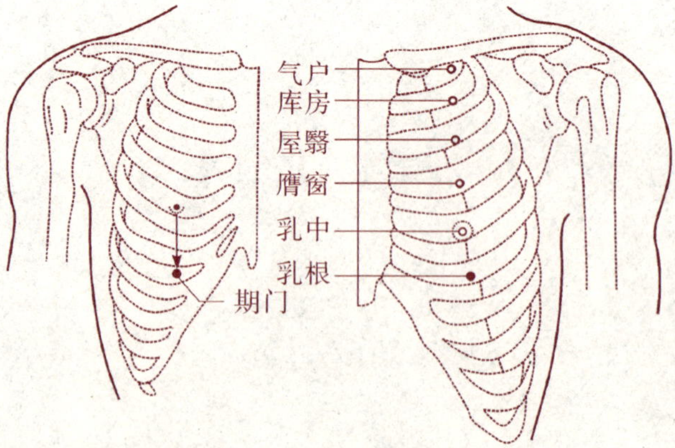

图 15.1　期门、乳根

（2）点揉膻中穴 3 分钟（图 15.2）。

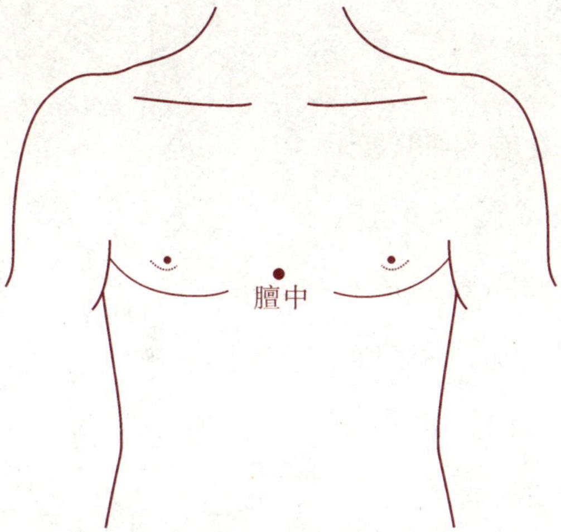

图 15.2　膻中

（3）再点揉太冲、行间、三阴交 2~3 分钟（图 15.3）。

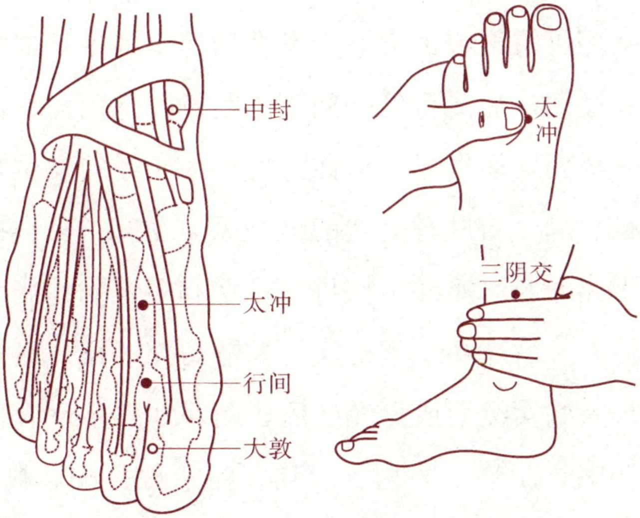

图 15.3　太冲、行间、三阴交

（4）中年女性可增加点揉关元、肝俞、肾俞（图 15.4）。

以上穴位每日 1 次，注意检查肿块的质地、大小。在月经前一周及月经期间每日增加1次。

二、痛经

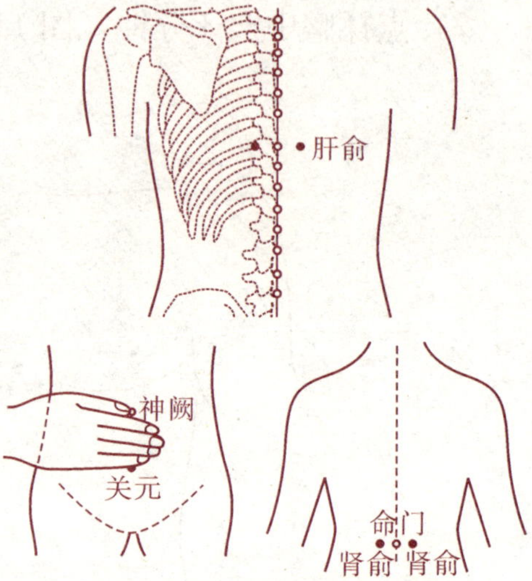

图15.4 关元、肝俞、命门

痛经是指妇女在经期及其前后，出现小腹或腰部疼痛，甚至痛及腰骶。每随月经周期而发，严重者可伴恶心呕吐、冷汗淋漓、手足厥冷，甚至昏厥，给工作及生活带来严重影响。目前，临床常将其分为原发性和继发性两种，原发性痛经多指生殖器官无明显病变者，故又称功能性痛经，多见于青春期、未婚及已婚未孕者。此种痛经在正常分娩后疼痛多可缓解或消失。继发性痛经多因生殖器官有器质性病变所致。在经期前后或行经期间，小腹及腰部疼痛，甚至剧痛难忍，并伴随月经周期而发作，均称为痛经。痛经的发生是由于经脉气血运行不畅引起，与肝肾的功能有关系。受寒，喜食冷饮，淋雨涉水都可能引起痛经。痛经是妇科常见病和多发病，病因多，病机复杂，反复性大，治疗棘手，尤其是未婚女青年及月经初期少女更为普遍，表现为妇女经期或行经前后，周期性发生下腹部胀痛、冷痛、灼痛、刺痛、隐痛、坠痛、绞痛、痉挛性疼痛、撕裂性疼痛，疼痛蔓延至骶腰背部，甚至涉及大腿及足部。点穴疗法可以部分地缓解症状，起到一定的治疗作用。简单的方法如下：

点揉关元、气海、三阴交、血海各2~3分钟。点揉次髎、脾俞、肾俞、肝俞3~5分钟。受寒湿可增加点揉地机，搓命门直到腰部感觉发热。伴有胸胁满闷、乳房胀痛可增加点揉期门、肝俞、膈俞（图 15.5）。在月经周期前 1 周开始治疗，每日 1 次。

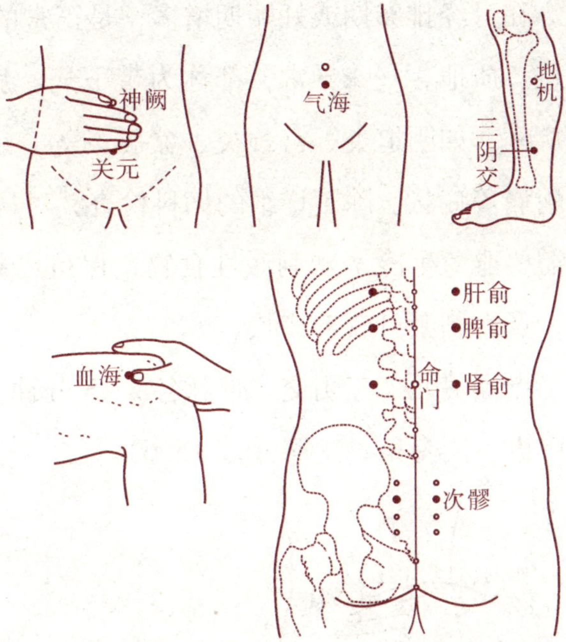

图 15.5　关元、气海、三阴交、血海、肝俞、脾俞、次髎

如果症状持续，还可采用以下方法。选穴与手法：内关穴（补）、合谷穴（泻）、三阴交穴（补）、足三里穴（补）、天枢穴（补）、中脘穴（补）、关元穴（补）。按配穴次序点穴，每穴点揉各 70~100 次。

（1）轻重标准度：应用轻度，以应气血。

（2）快慢标准度：应用慢度，缓则止痛。

（3）平揉圆圈大小度：应用中度，以应脾胃。

最后，对于症状比较轻的，可以采用最简单的方法，即指压法。足部有一些指压点，被认为与骨盆部位的气路相连。在脚踝双边的凹陷处，皆有指压点。轻轻地用拇指与其他指尖捏后，沿着跟腱而上，直至小腿肌。右脚做完，换左脚，各指压数分钟，一般可以缓解疼痛。

三、带下病

带下是指正常成年女性阴道内流出的一种黏稠分泌物，称为白带。在月经排卵期或妊娠期增多，是正常的生理现象。分泌物增多，颜色、质地、气味异常，都称为带下病。病因很多，常见于生殖系统疾病，如阴道炎、宫颈炎、盆腔炎等。还可伴有下腹部不适、腰部酸痛等症状。除了详细的妇科检查针对病因内服和外用药物治疗，还需要避免生冷辛辣刺激性食物，保持局部清洁卫生，避免重复感染，点穴刺激可改善症状。

点揉关元、三阴交、带脉各 3~5 分钟。有病原体感染者增加点揉中极、阴陵泉、次髎（图 15.6）。

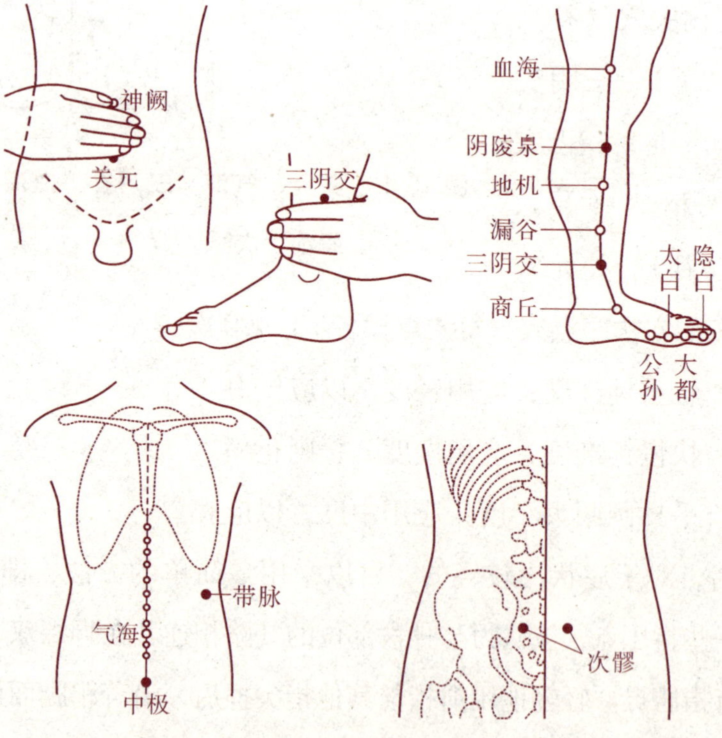

图 15.6 关元、三阴交、阴陵泉、带脉、中极、次髎

四、遗精、阳痿、早泄

遗精、阳痿、早泄常发生于成年男性。遗精是指不因性生活而

精液频繁遗泄。阳痿是指成年男子阴茎不能勃起或勃起不坚，不能进行正常性生活的病证。早泄是指阴茎尚未接触阴道就射精，或一经接触就射精的现象。均与心理因素、神经衰弱、精神、不良嗜好等因素有关。需找到病因，避免体力、脑力过度劳累，解除精神情绪紧张，对症治疗。点穴有增强体质、改善症状的作用。

点揉气海、关元、足三里、三阴交、中极 3~5 分钟。点压百会、涌泉 1~2 分钟。点揉脾俞、胃俞、肾俞、命门、志室 3~5 分钟（图 15.7）。

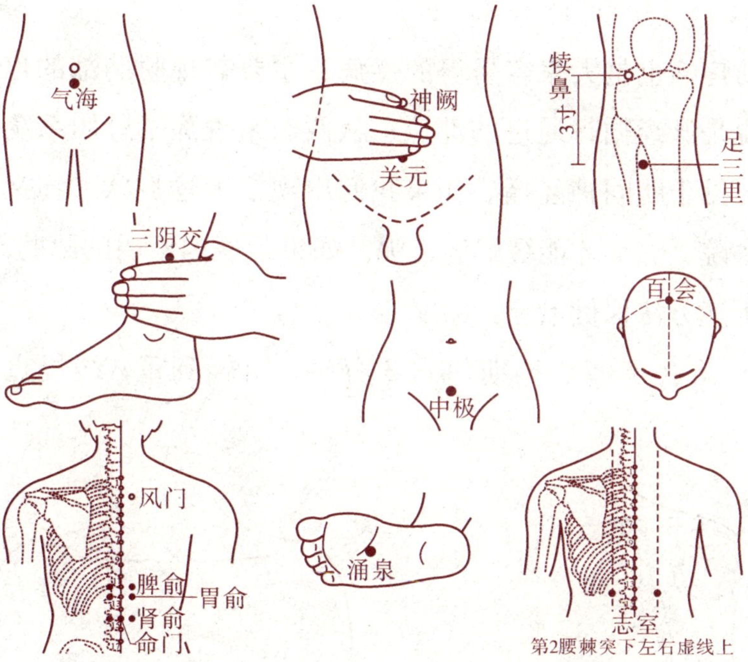

图 15.7　气海、关元、足三里、三阴交、中极、涌泉、志室等

第十六章　运动系统

一、胸肋疼痛

胸肋疼痛也是大家容易得的疾病，主要表现胁肋部的疼痛，从中医来说是肝经循行通过的部位；从西医来说除了肝胆系统疾病以外，还可见于肋间神经痛。如果我们出现了上述症状，却又无法及时赶到医院，怎样才能缓解痛苦呢？如果是原因不明的胁肋部疼痛，可参照下述方法保健治疗：

（1）胸肋疼痛点揉期门穴 3 分钟，由轻到重，缓慢点揉（图 16.1）。

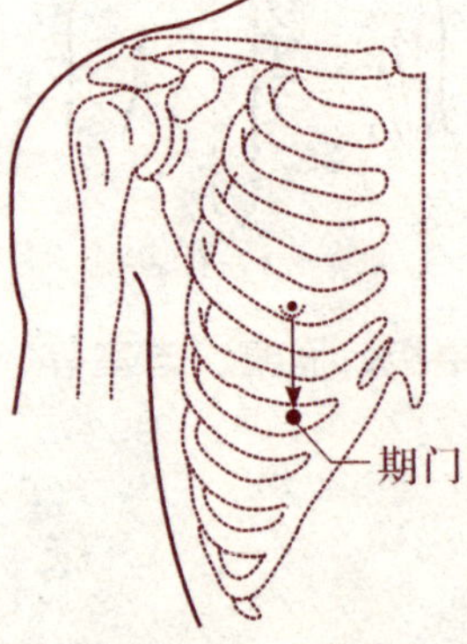

图 16.1　期门

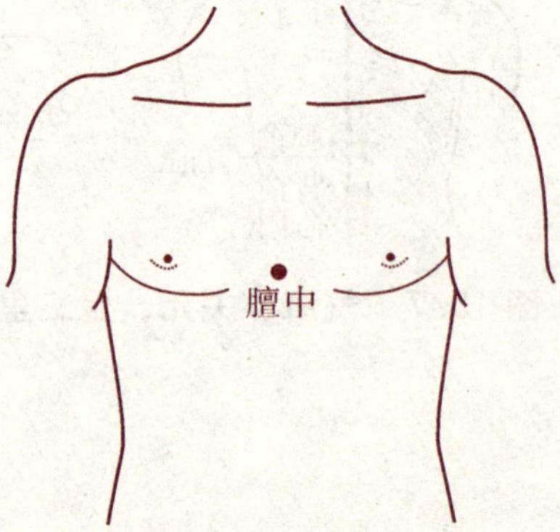

图 16.2　膻中

（2）点揉膻中穴 2 分钟，有宽胸理气的作用（图 16. 2）。

（3）点揉太冲、行间、阳陵泉 2~3 分钟(图 16. 3)。

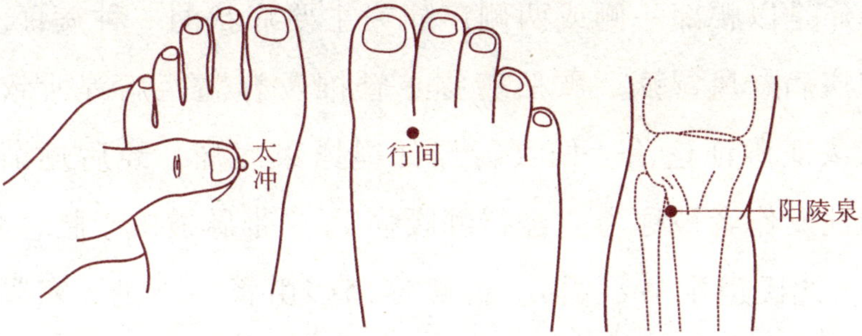

图 16. 3　太冲、行间、阳陵泉

（4）长期有胁部不适感可增加点揉肝俞、肾俞（图 16. 4）。

如果是胆囊炎引起的疼痛，还有一个比较简单的方法，那就是点按胆囊穴（图 16. 5），可以持续点、按、揉各 2 分钟，症状就会缓解。

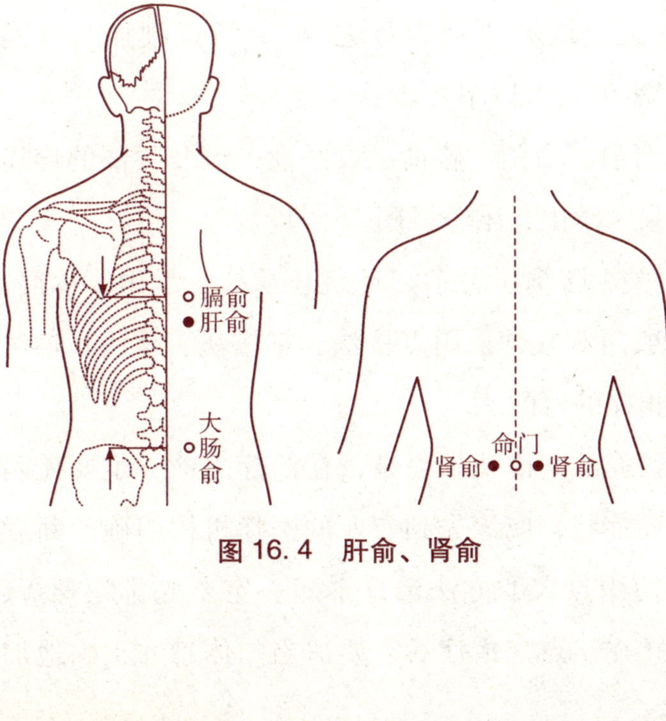

图 16. 4　肝俞、肾俞

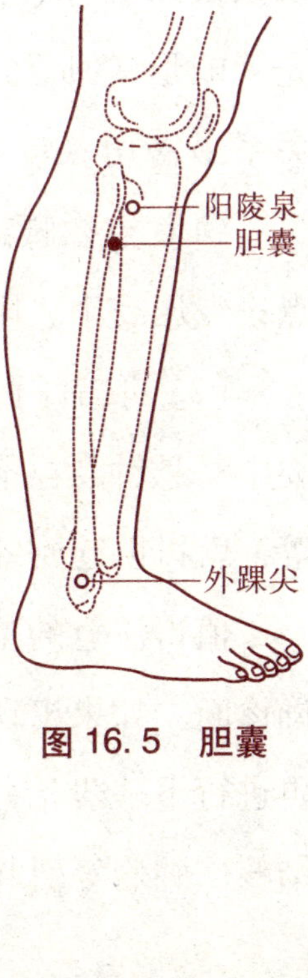

图 16. 5　胆囊

二、腰痛

腰痛是以腰部一侧或两侧疼痛为主要症状的一种病证。西医的肾脏疾病、风湿病、腰肌劳损、脊椎及脊髓疾病等所致腰痛，可参照该证辨证论治。妇女行经如绳紧束疼痛，经后逐渐缓解，呈周期性发作者被称为“经行缠腰痛”。“带脉横围于腰，状如束带”（《沈氏遵生书》语）。缠腰疼痛多由肾阳不足，寒凝带脉，或肝经湿热侵及带脉，经行之际，阳虚气弱，以致带脉气结不通而出现疼痛；或冲任气血充盛，以致带脉壅滞，湿热滞留而疼痛。

这里的腰痛指的是腰肌劳损，是腰部肌肉、筋膜及韧带等软组织的慢性损伤。常由于习惯性不良姿势、过度弯腰或急性损伤后未及时治疗，或治疗不彻底，反复损伤，或淋雨受寒、受湿及先天畸形等所致。中医学认为“腰为肾之腑”，所以腰痛与肾的关系最密切。点穴疗法可采用以下步骤：

（1）点揉腰部的肾俞、命门、腰俞、大肠俞，以及腰部的疼痛点；点压委中、阳陵泉、承山、昆仑（图 16.6）。

（2）取命门、阳关、腰俞、肾俞、环跳、承扶、承山、承筋、委中、悬钟、昆仑、殷门等穴，采用点按法、掌按法、揉法、拍法等，就可以起到缓急止痛的目的。

值得注意的是：腰痛的病因比较复杂，在治疗之前一定要先明确诊断。如果出现腰痛症状，应该先到专业的医疗机构明确诊断后再进行下一步治疗。使用点穴的方法治疗本病一定要先排除骨折、结核、肿瘤等引起的腰痛。点穴治疗后需要适当的休息并正确地加

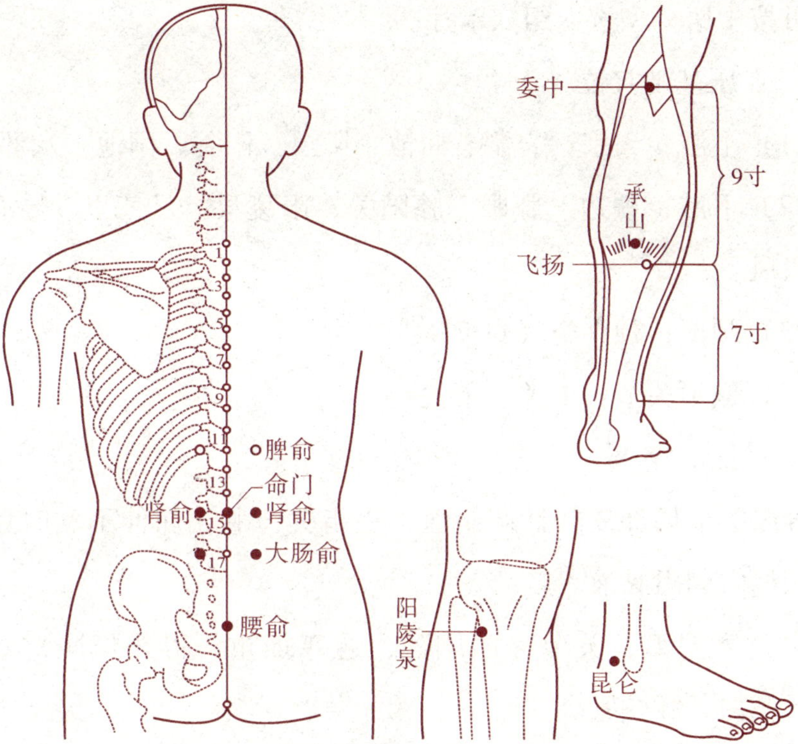

图 16.6　肾俞、大肠俞、腰俞、委中、承山、阳陵泉、昆仑

强腰部背部肌肉锻炼，以巩固治疗效果。

三、类风湿性关节炎

类风湿性关节炎是一种以关节病变为主的慢性全身性自身免疫性疾病。其病变以小关节为主，两手的近端指间关节最为多见，多有关节肿胀、畸形或强直。中医认为先天禀赋不足，正气亏虚，感受风寒湿热之邪，痹阻于筋骨、骨节、经络之间，使气血运行不畅，导致痹证历节。

本病与中医学的“历节”病有相近之处。临床以扶正祛邪、活血通络为主，以局部配合远道，循经配合辨证的取穴法。

可按中医分型选取组穴治疗。

1. 点压基础穴位

（1）上肢：天宗、肩髃、曲池、阳溪、阳谷、阳池、八邪。

（2）下肢：秩边、膝眼、膝阳关、阳陵泉、足三里、昆仑、解溪、八风。

（3）颈项：颈夹脊（1~7）。

（4）颞颌关节：上关、下关。

2. 辨证治疗

肿胀关节局部皮肤针刺出血，手指关节肿、屈伸不利时用三棱针在四缝穴刺出黏液。

（1）寒湿型：关节疼痛剧烈，遇寒加重，得热痛减，昼轻夜重，舌苔白，脉弦紧。

点压经穴疗法：点压穴位用泻法，用力可较大，可逆时针点揉穴位，点压时间要短，刺激感要强。

取穴：点压基础穴位加脾俞、肾俞、至阳、筋缩。

（2）湿热型：关节重着酸痛，痛处固定，肢体麻木，阴雨加重，关节肿大，口渴，便秘，舌红，脉滑数。

点压经穴疗法：点压穴位用泻法，用力可较大，可逆时针点揉穴位，点压时间较短，刺激感要强。

取穴：点压基础穴位加大椎、身柱、曲池（16.7）。

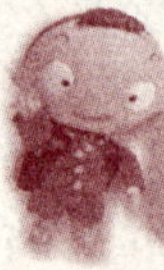

爱心小贴士

（1）注意生活起居，卧床休息，缓解后适当运动，防止关节

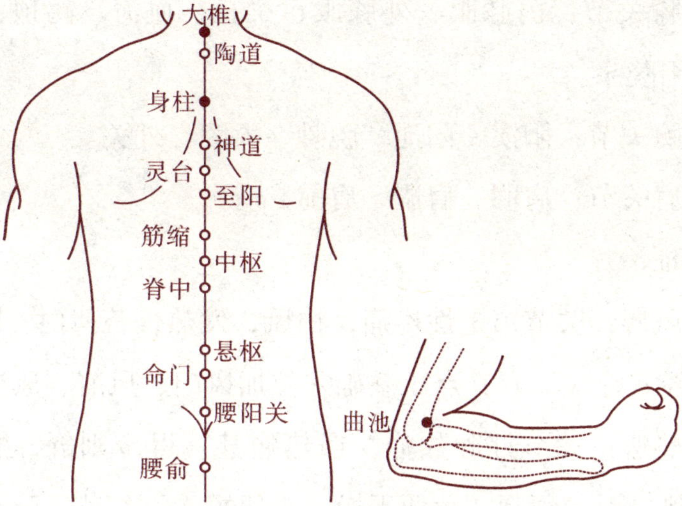

图 16.7 大椎、身柱、曲池

强直。

（2）避免或祛除发病诱因，如寒冷、疲劳、精神刺激、外伤和感染等。

四、风湿性关节炎

风湿性关节炎是一种与链球菌感染，或链球菌合并病毒感染有关的变态反应性疾病。常发生于踝、膝、肩、腕、肘等大关节部位。表现多为关节红肿热痛。

采用分部分经，局部近取与循经远取相结合的方法取穴。点压穴位用泻法，用力可较大，可逆时针点揉穴位，点压时间较短，刺激感要强。

可根据不同部位，按中医分型选取组穴治疗。

1. 指压基础穴位

（1）踝关节：解溪、丘墟、太溪、昆仑、交信。

（2）膝关节：内膝眼、外膝眼、梁丘、血海、鹤顶、足三里、阴陵泉、阳陵泉。

（3）腕关节：阳溪、阳池、腕骨、大陵、外关。

（4）肩关节：肩髎、肩髃、肩前、肩贞。

2. 辨证治疗

（1）风痹：关节窜走性疼痛，怕风，发热，苔薄白，脉浮。

点压经穴疗法取穴：点压基础穴位加风门、风府、风池。

（2）热痹：关节红肿热痛，遇热痛甚、得冷则舒，痛不可触，或兼有身热口渴，烦闷，大便干燥，小便短赤，苔黄，脉滑数。

点压经穴疗法取穴：点压基础穴位加大椎、曲池、合谷。

（3）寒湿痹：关节疼痛剧烈，得热痛减，遇寒痛甚，痛有定处，肌肤麻木，苔白腻，脉弦紧或濡缓。

点压经穴疗法取穴：点压基础穴位加脾俞、关元、足三里。

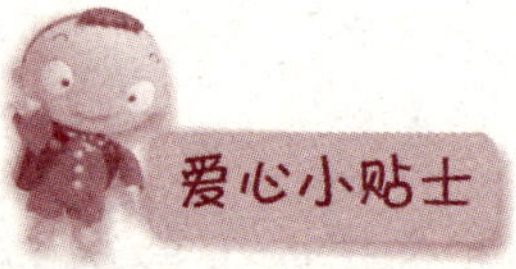

（1）尽量避免感受风寒、湿热。

（2）积极治疗，适当运动关节。

第十七章　神经系统

一、失眠

失眠是指在没有受到外界干扰的情况下，在正常的睡眠时间内无法入睡。引起失眠的原因很多，如床铺不舒适，卧室明亮、空气不佳，睡前饮用过量的浓茶、咖啡，以及精神过度紧张、焦虑等。治疗失眠的药物多为安眠药、镇静药，长期服用效果不佳且副作用多。预防失眠要先做到思想上愉快，消除紧张因素及焦虑的情绪，生活有规律，注意劳逸结合，适当运动，养成良好的睡眠习惯。

取穴：百会、风池、足三里、三阴交、涌泉、神门（图 17.1）。

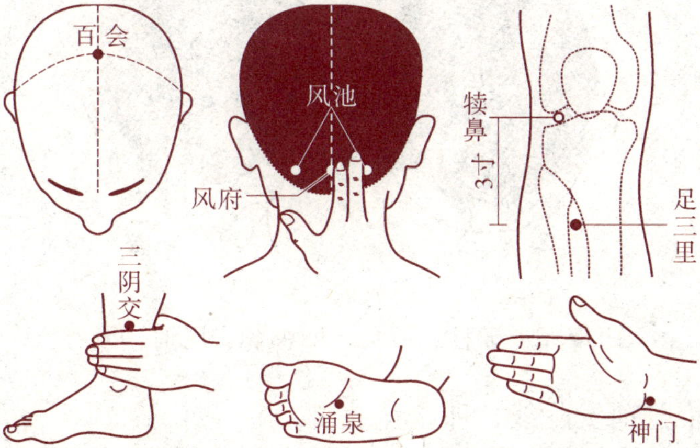

图 17.1　百会、风池、足三里、三阴交、涌泉、神门

采用按压揉的手法，每穴 2~3 分钟。坚持操作，可以起到较好的疗效。

二、嗜睡

嗜睡是一种精神性疾病，也称为多寐、多眠，表现为不分昼夜，时时欲睡，唤醒后复睡。点穴治疗嗜睡应该排除各种脑病、器质性疾病或药物副作用引起的嗜睡。

（1）点揉头维、天柱、百会、四神聪、风池、风府穴3~5分钟（图 17.2）。

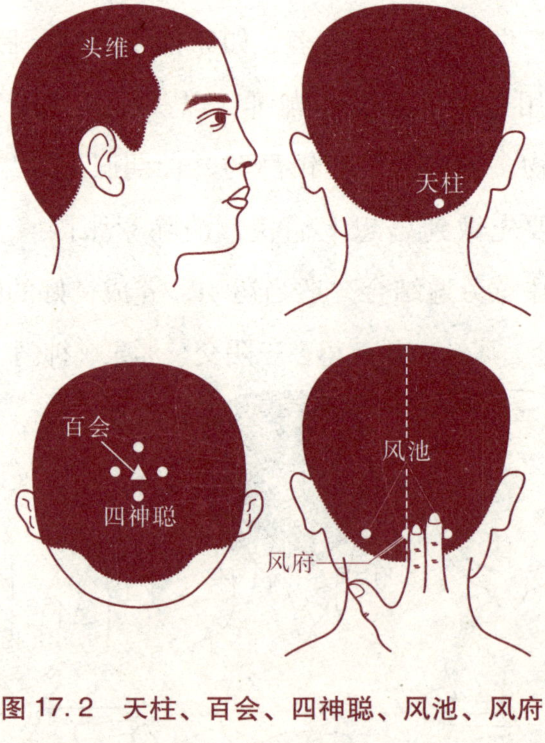

图 17.2 天柱、百会、四神聪、风池、风府

（2）推揉前发际线，叩击全头部。

三、神经衰弱

神经衰弱，并非是神经系统功能的衰弱，通常是由于过度的脑力劳动，没有得到及时休息，或者长期受到压力的刺激引起情绪波动造成精神紧张。早期表现为易怒，感情脆弱敏感，睡眠障碍，睡眠质量差，注意力下降，头痛、头胀，心悸，多汗，疲劳等全身不适。点穴疗法步骤如下：

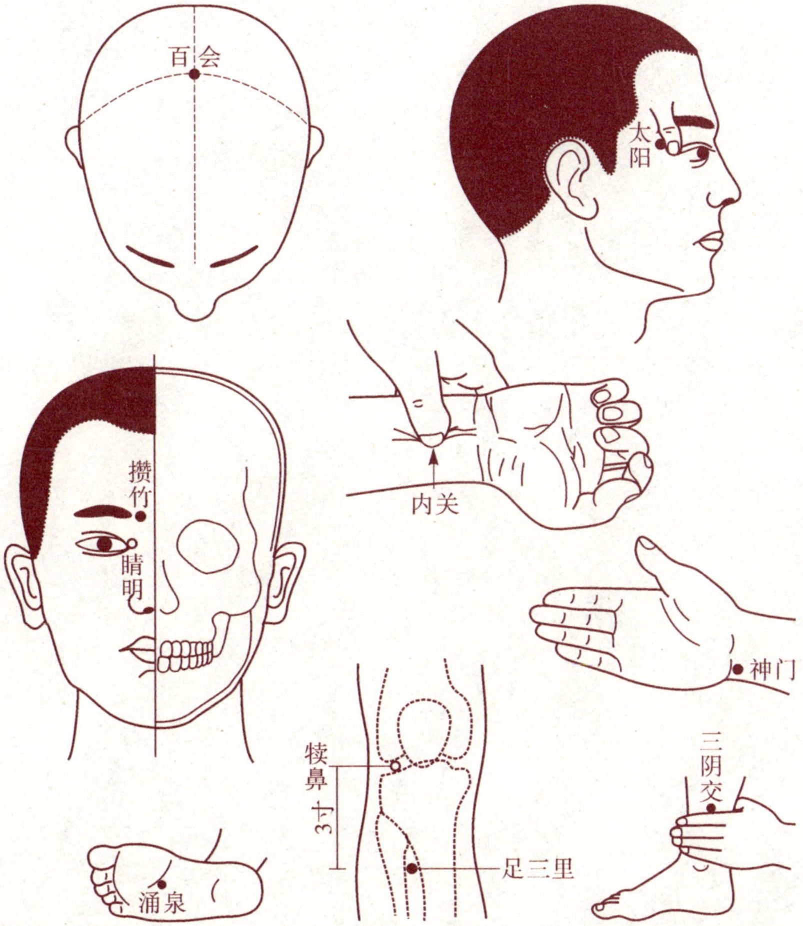

图 17.3　百会、太阳、攒竹、内关、神门、涌泉、足三里、三阴交

点压百会、太阳、攒竹、内关、神门、涌泉等穴（图 17.3），每穴 2 分钟左右。点揉足三里、三阴交 3~5 分钟。

第十八章　内分泌系统

一、糖尿病

目前糖尿病的发病率极高，且根治颇难，应该早发现、早治疗，长期控制饮食，适度锻炼，控制血糖。中医学认为，糖尿病的发生、发展，主要因为长期恣食甘肥厚腻，嗜酒，损伤脾胃，脾胃运化失调，酿成内热蕴结，化燥消谷耗津，从而引发为消渴，所以古称“消渴症”。现代医学认为，糖尿病与精神紧张、环境、肥胖、烟酒等因素有关，是胰岛素分泌不足而引起的一种慢性代谢紊乱性疾病。目前，此病各种年龄均可发生，但以中老年人为多见，早期可无任何症状，随着病情的发展，出现多食、多饮、多尿和消瘦，统称为三多一少症状。

点穴为何能降糖？点穴通过对人体经络腧穴的刺激，可加速糖的代谢，降低糖的吸收，并调整中枢系统，使糖尿病的代谢区域正常及改善微循环，从而预防并发症的发生。

方法一：点穴治疗。

（1）选取天枢、膻中、阴陵泉、气海、三阴交、关元、中脘、梁门、章门、内关、脾俞、胃俞、肾俞（图 18.1），点揉按压以上穴位，每穴 3~5 分钟，每日 1 次，每月为 1 个疗程。

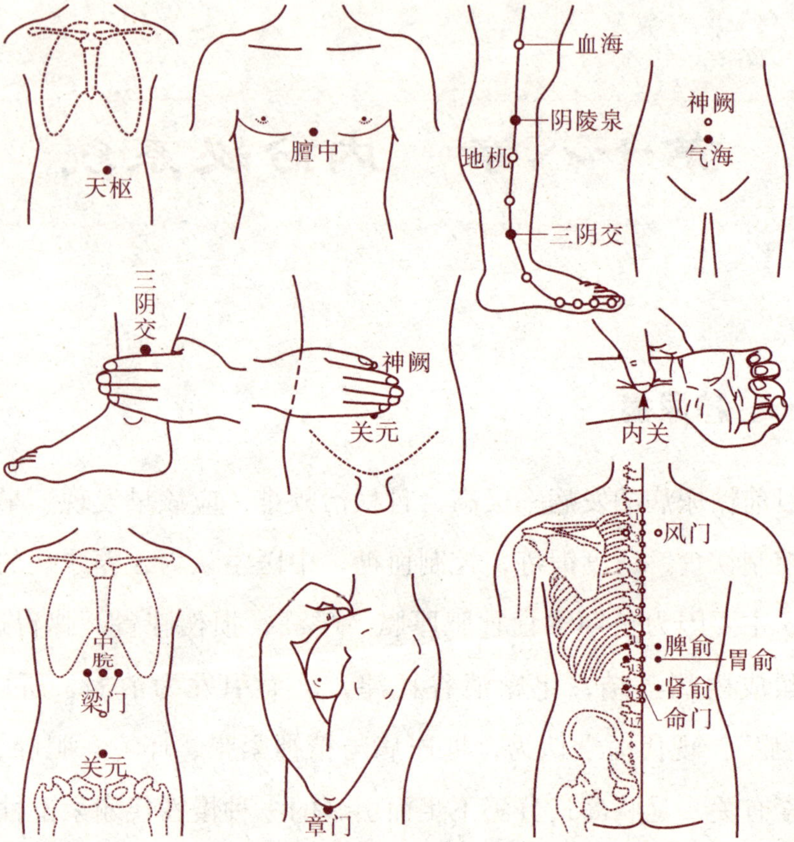

图 18.1 天枢、膻中、阴陵泉等

（2）选取肺俞、胃俞、脾俞、肾俞、足三里、三阴交、太溪（图 18.2）。

拇指点揉背部肺俞、胃俞、脾俞、肾俞，用力以局部有胀重感为度。再用拇指以较重的力度点足三里、三阴交、太溪，每隔 30 秒放松 10 秒，反复 3~5 分钟。每日 1 次，1 个月为 1 个疗程。

方法二：

（1）穴位含义：反射区治疗。

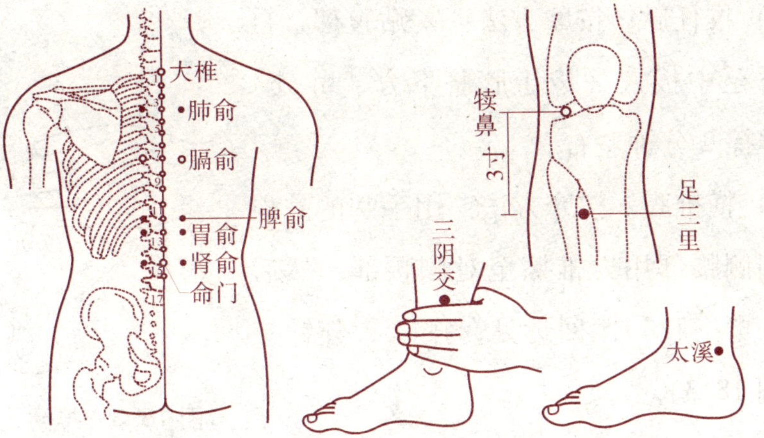

图 18.2　肺俞、脾俞、胃俞、肾俞、足三里、三阴交、太溪

1）足底部反射区：脑垂体、腹腔神经丛、肝、心、甲状腺、甲状旁腺、肾上腺、肾、输尿管、膀胱、胃、胰、十二指肠、盲肠（阑尾）、回盲瓣、升结肠、横结肠、降结肠、乙状结肠及直肠、小肠、肛门、生殖腺。

2）腿部反射区：坐骨神经、糖尿病反射点。

3）足外侧反射区：生殖腺。

4）足背部反射区：上身淋巴结、下身淋巴结。

（2）常用点穴治疗的手法：

1）足底部反射区：拇指指端点法、食指指间关节点法、食指关节刮法、拳刮法、拇指推法、擦法、拍法、拳面叩击法等。

2）腿部反射区：拇指推法、点按法、点揉法等。

3）足外侧反射区：食指外侧缘刮法、拇指推法、叩击法等。

4）足背部反射区：拇指指端点法、食指指间关节点法、食指推法、拇指推法等。

（3）手法简介：

1）推任脉。按摩方法：紧贴腹部，自胸骨下至中极穴（位于肚脐下方4寸处）用力推擦2分钟左右。

2）横推腹。按摩方法：用手掌的掌根沿一侧侧腰部用力推擦至对侧腰部，然后改用5指指腹勾擦回远处，按摩3分钟左右（图18.3）。

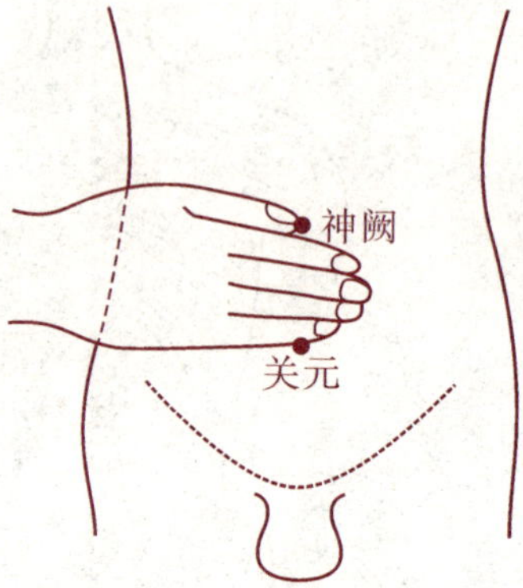

图18.3　神阙、关元

3）抱颤腹部。按摩方法：双手自然交叉，两个手掌的掌根按在双侧大横穴（位于肚脐两侧4寸处）上，双手小拇指按在关元穴上（位于肚脐下方4个手指处），双手手指抵住中脘穴（位于肚脐上方4寸处），位置找好后，轻轻下压腹部5分钟左右。

4）点揉中脘穴。按摩方法：用拇指点揉中脘穴（位于肚脐上方一横掌处）（图18.4）1分钟左右。

5）点揉气海穴。按摩方法：用拇指点揉气海穴（位于肚脐下方两个手指处）1分钟左右（18.5）。

6）点揉天枢穴。按摩方法：用拇指点揉双侧天枢穴（位于肚脐两旁2寸处）（图18.6）各1分钟左右。

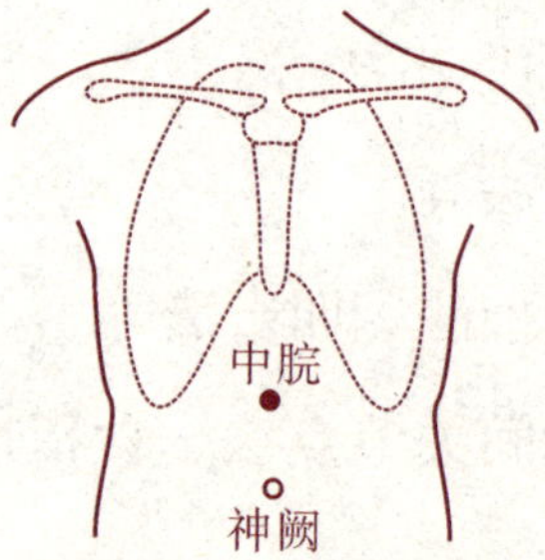

图18.4　中脘

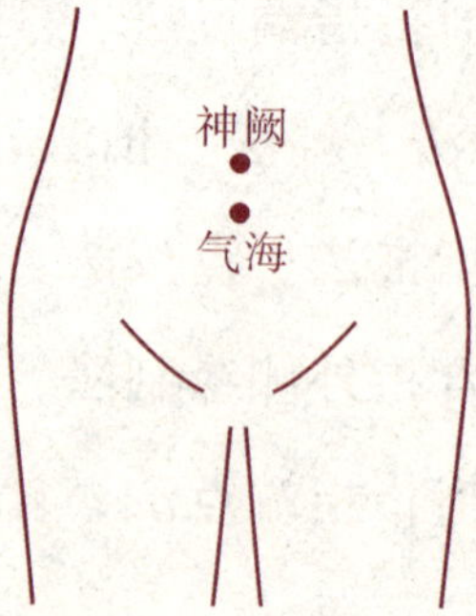

图18.5　气海

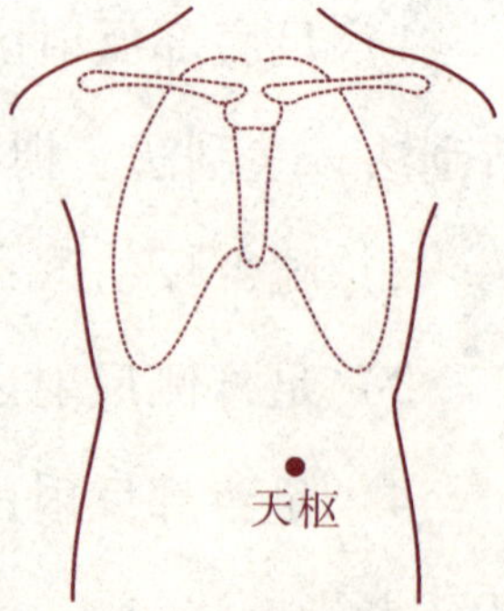

图18.6　天枢

7）擦揉脚踝内侧。按摩方法：用大拇指在内踝和跟腱处进行擦揉，每侧 4 分钟左右。

8）擦肾俞。按摩方法：肾俞的位置在两侧腰眼附近（图 18.7），用双手虎口自上而下，擦双侧包括肾俞在内的腰肌 2 分钟左右。

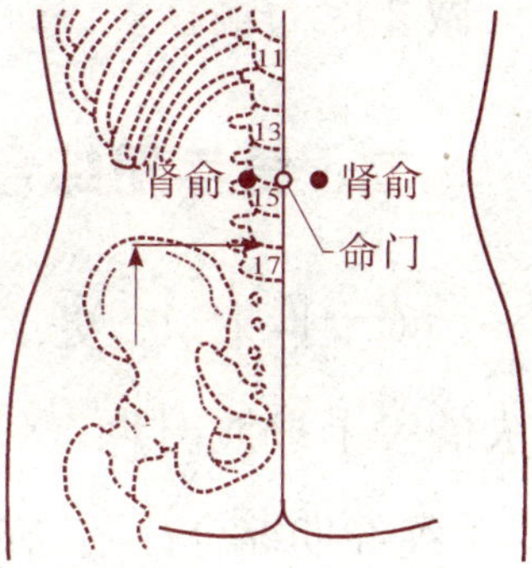

图 18.7　肾俞

（4）点穴预防糖尿病的方法：

1）点振腹部。先把手抱成一个球状，两个小指冲下，两个拇指冲上，两个掌根向内放在大横穴（位于肚脐两侧 4 寸处）上；小指放在关元穴（位于肚脐下四个手指处）上；大拇指放在中脘穴（位于肚脐上方 4 寸处）上，手微微往下一压，然后上下快速地颤动，这个动作应该至少每分钟超过 150 次。而且要在饭后 30 分钟，或者睡前 30 分钟进行，每次需要 3～5 分钟。这个手法不但可以降糖，还能降压，对便秘也有一定的治疗作用。

2）点叩左季肋部。位置是肋骨和上腹部，轻轻地点叩 2 分钟左右就可以了，这个手法是光叩击左侧季肋部，而右侧不叩击。

3）毛巾擦背。准备好一条毛巾，右手在上擦右侧，左手在上擦左侧，擦到后背发热为止。每天只需擦 1～2 次，每次 1～2 分钟。

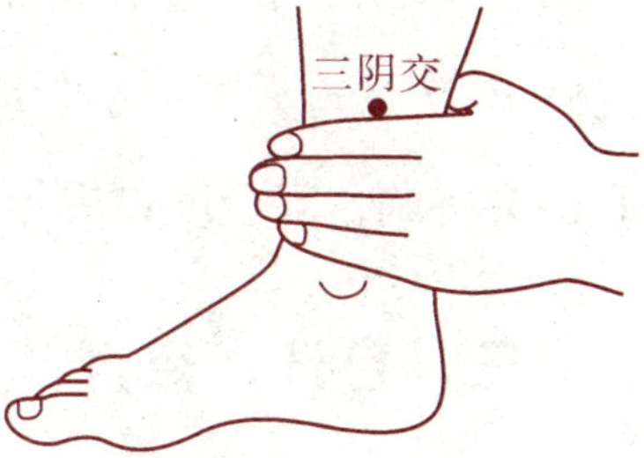

图 18.8　三阴交

4）点按三阴交。坐在椅子上，翘起腿，找到内踝，三阴交位于内踝上 3 寸（图 18.8），用拇指点揉，每次点揉捻 2～3 分钟，做完左侧再做右侧。共有 4 个动作，每次需要用 12～15 分钟，如果条件允许，每天做2次为最佳。

二、更年期综合征

对女性来说，更年期是指卵巢功能从旺盛状态逐渐衰退到完全消失的一个过渡时期，包括绝经和绝经前后的一段时间。中医称之为“围绝经期综合征”。在更年期，妇女可出现一系列的生理和心理方面的变化。多数妇女能够平稳地度过更年期，但也有少数妇女由于更年期生理与心理变化较大，被一系列症状所困扰，影响身心健康。因此每个到了更年期的妇女都要注意加强自我保健，保证顺利地度过人生转折的这一时期。对男性来说，是指50~60岁这一阶段。更年期症状，常见全身燥热、眩晕、心悸、眼前有黑点或四肢发凉等症状，需要特别注意保养。

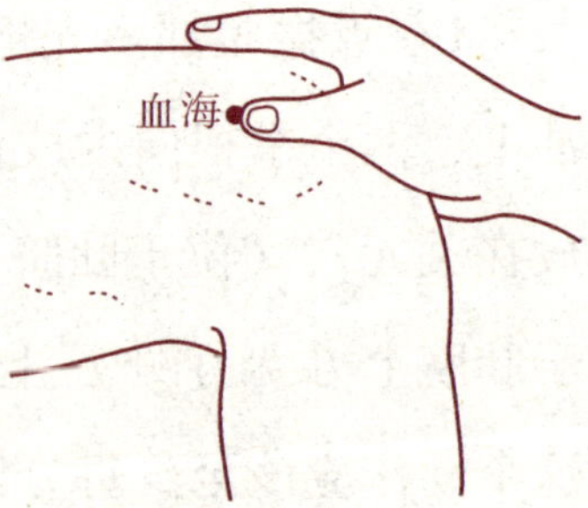

图18.9 血海

点血海穴可以治本病。具体防治疗法是从膝盖骨内侧的上角，上面约3指宽筋肉的沟（图18.9），一点按就感觉到痛的地方，就是血海穴。一面慢慢地吐气，用稍微会感觉到痛的力量以大拇指继续点按6秒，反复做10次。每天坚持不断地做，会减轻更年期令人厌烦的症状，而且身心也会协调，安全度过更年期。

三、自汗、盗汗

自汗和盗汗是不因为药物、气候炎热、运动、精神刺激等因素而不自主地出汗。在睡眠中出汗，醒后汗出停止称为盗汗；相反的是自汗。二者可以同时出现。

（1）复溜、合谷均取双侧点揉，每次3~5分钟，每天一次（图18.10）。

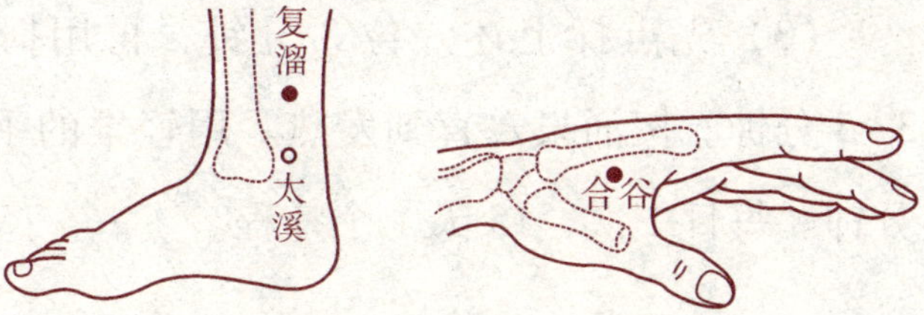

图18.10　复溜、合谷

（2）取三阴交、太溪、涌泉。体虚配合心俞、肾俞、气海、关元（18.11）。

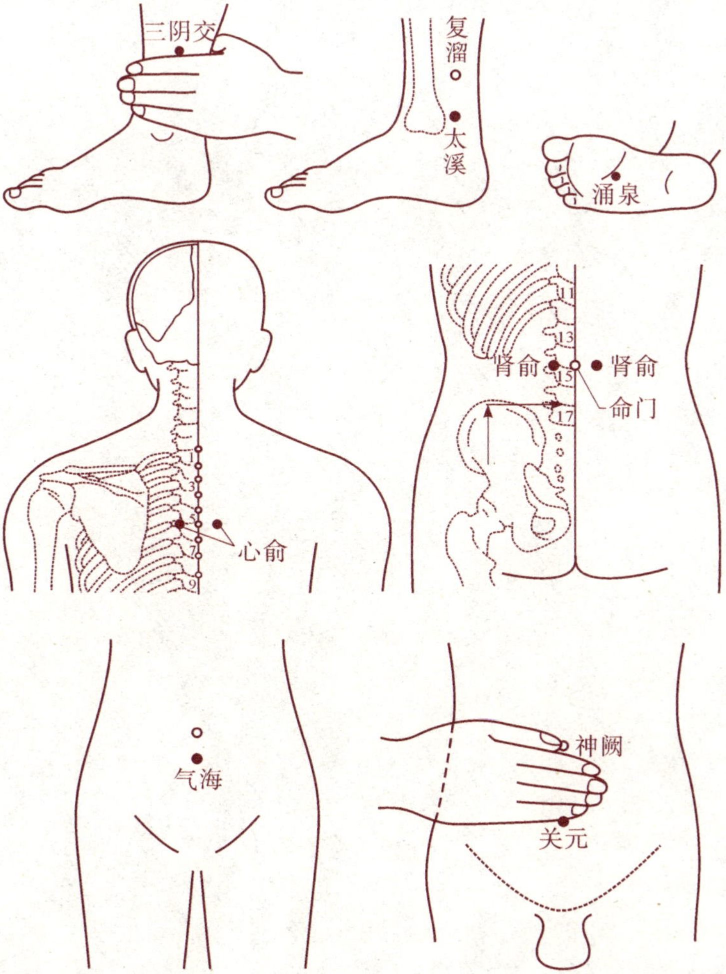

图18.11　三阴交、太溪、涌泉、心俞、肾俞、气海、关元

（3）先点揉上述穴位 3 分钟，再用拇指指腹点揉心俞、肾俞 3~5 分钟。擦涌泉穴直到发热。用轻柔的手法点揉关元、气海 3~5 分钟。每日 1 次，15 天 1 个疗程。

第十九章 头面五官

一、头痛

头痛，又称“头风”，是指以头部疼痛为主要临床表现的病证。临床上有额头痛、颠顶痛、后头痛、偏头痛之分。

本病常见于西医所诊断的紧张性头痛、血管神经性头痛，以及脑膜炎、高血压、脑动脉硬化、头颅外伤、脑震荡后遗症和眼、耳、鼻等疾患。

头痛可分为外感和内伤两大类。外感头痛多为外邪上扰清窍，壅滞经络，络脉不通，又有风寒头痛、风热头痛及风湿之别。内伤头痛多与肝、脾、肾三脏的功能失调有关，有肝阳头痛、血虚头痛、痰浊头痛及肾虚头痛。另外，若因头部外伤，或久病入络，气血凝滞，脉络不通，亦可发为瘀血头痛。

1. 点穴治疗

对于外感头痛，治疗应以祛风散邪、通络止痛为主，而治疗内伤头痛，实证应以平肝、化痰、行瘀为主，虚证者应滋阴养血，益肾填精为主。

（1）头痛是件很痛苦的事情，它影响人们的正常生活与工作，因此学会自我治疗头痛是十分有意义的。一般来说，头痛者可以自我点揉百会、太阳、风池、合谷、头维五穴。其中，百会位于颠顶，太阳能散风通络，两穴相配，能疏风散邪，通络止痛；风池为足少阳与阴维脉交会穴，功能为祛风止痛；合谷能通经止痛；头维为阳明经穴，功能为通络止痛。

患者坐位或俯卧位，取百会、太阳、风池、合谷、头维五穴，各用拇指点揉2分钟（图19.1）。

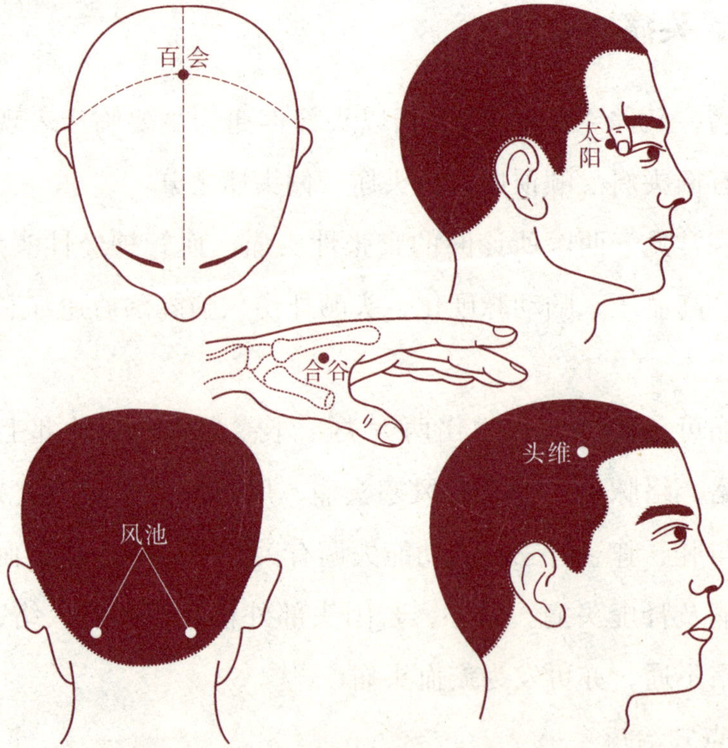

图19.1 百会、太阳、风池、头维

（2）头痛连及项背，常有拘急收紧感，或伴有恶风恶寒，遇风加重，口不渴，苔薄白，脉浮紧等症状者，可加取风门、大椎、外关、肩井四穴以祛风散寒通络止痛，用拇指端各点揉2分钟（图

19.2）。

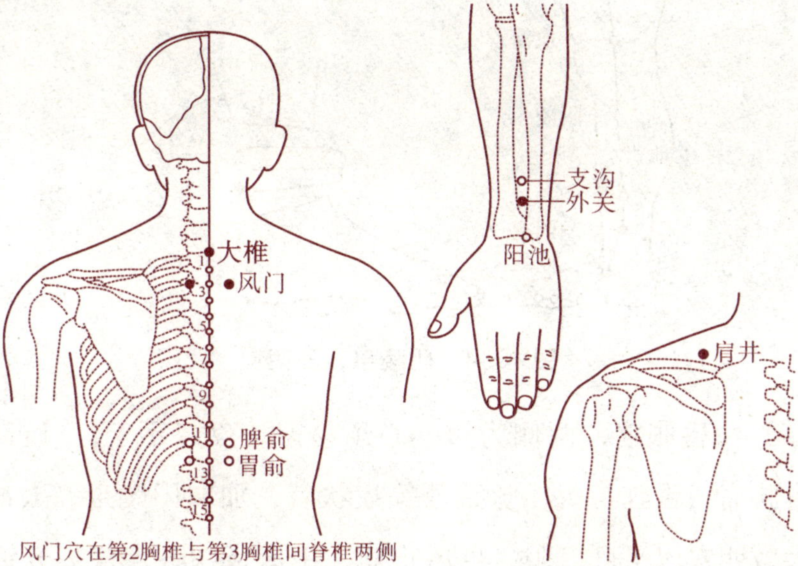

图 19.2 大椎、风门、外关、肩井

（3）头痛且胀，甚至头胀如裂，发热或恶风，面红目赤，口渴喜饮，大便不畅，或便秘，小便赤，苔薄黄，脉浮数等症状者，加取曲池、太渊及涌泉三穴以疏散风热，清利头目，用拇指端各点揉2分钟（图19.3）。

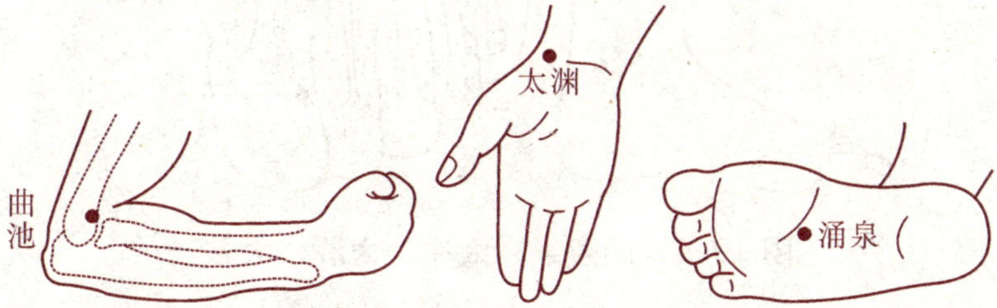

图 19.3 曲池、太渊、涌泉

（4）头痛如裹、肢体困重、胸闷纳呆、大便或溏、苔白腻、脉濡等症状者，加取阴陵泉、三阴交两穴以祛风胜湿止痛，用拇指端各点揉2分钟（图19.4）。

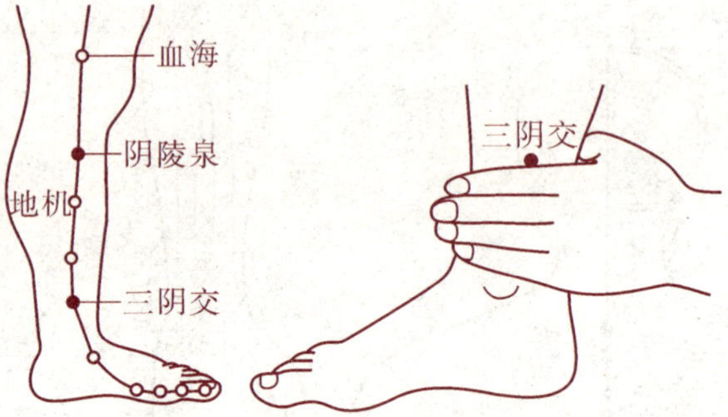

图19.4　阴陵泉、三阴交

（5）头昏胀痛，两侧为重，心烦易怒，夜寐不宁，口苦面红，或兼有胁痛，舌红苔黄，脉弦数等症状者，加取阳陵泉、太冲、太溪、大敦四穴以平肝潜阳，息风止痛，用拇指端各点揉2分钟（图19.5）。

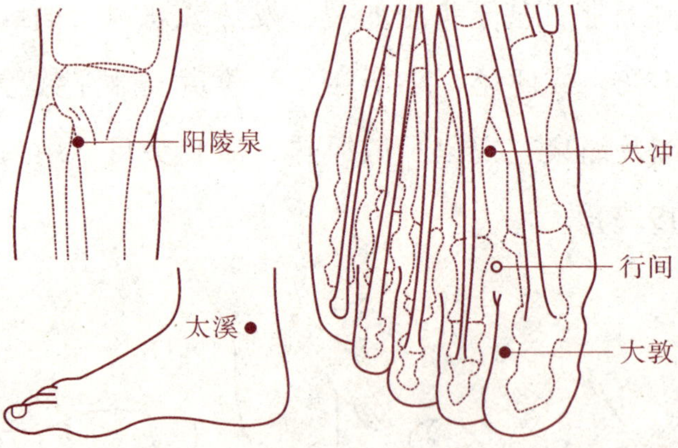

图19.5　阳陵泉、太冲、太溪、大敦

（6）头痛隐隐，时时昏晕，心悸失眠，面色少华，神疲乏力，遇劳加重，舌质淡、苔薄白，脉细弱等症状者，加取气海、关元、足三里三穴以养血滋阴，和络止痛，用拇指端点揉各2分钟（图19.6）。

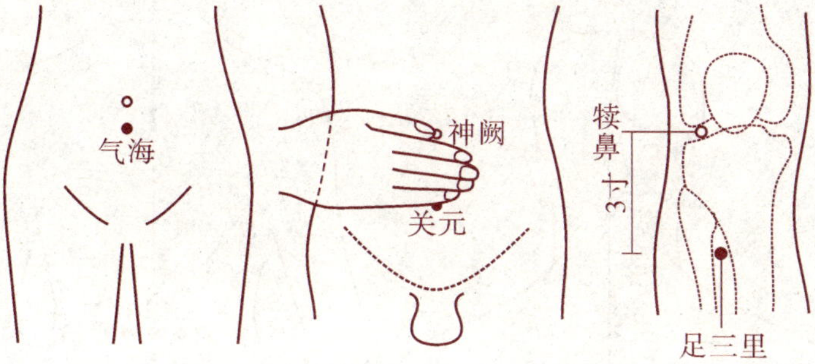

图 19.6　气海、关元、足三里

（7）头痛昏蒙，胸脘满闷，纳呆呕恶，舌苔白腻，脉滑或弦滑等症状者，加取中脘、丰隆、内庭、厉兑四穴以健脾燥湿，化痰降逆，用拇指端点揉各 2 分钟（图 19.7）。

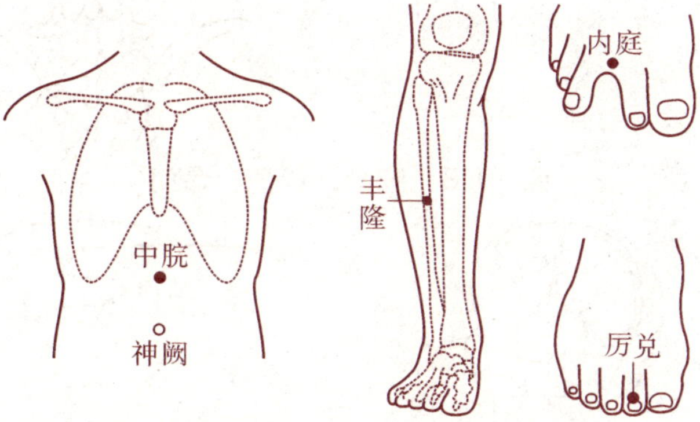

图 19.7　中脘、丰隆、内庭、厉兑

（8）头痛且空，眩晕耳鸣，腰膝酸软，神疲乏力，滑精带下，舌红、少苔，脉细无力等症状者，加取肝俞、肾俞、命门三穴以滋阴补肾，填精生髓，用拇指端各点揉 2 分钟（图 19.8）。

（9）头痛经久不愈，痛处固定不移，痛如锥刺，或有头部外伤史，舌紫黯，或有瘀斑、瘀点，苔薄白，脉细或细涩等症状者，加取膈俞、血海、膻中三穴以活血化瘀，通窍止痛，用拇指端各点揉 2 分钟（图 19.9）。

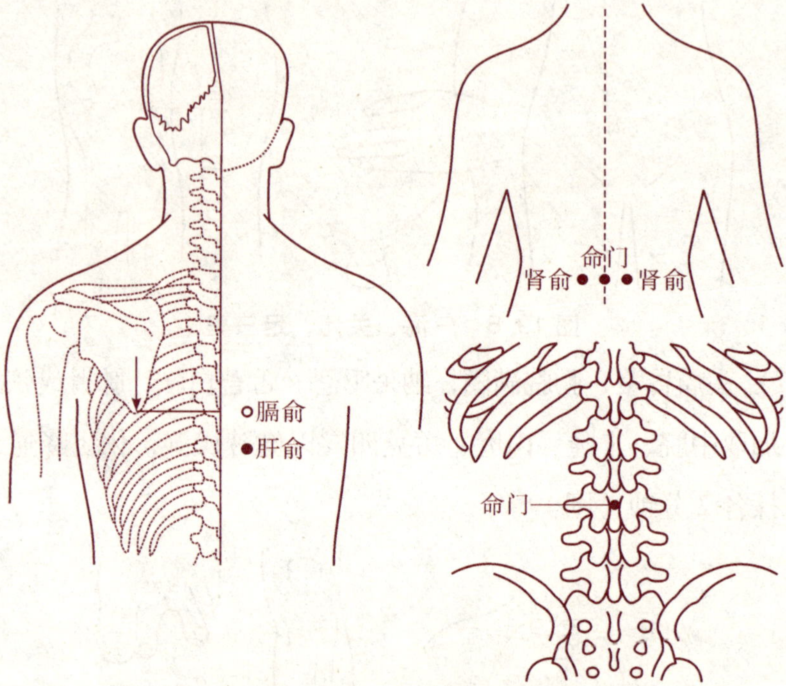

图 19. 8　肝俞、肾俞、命门

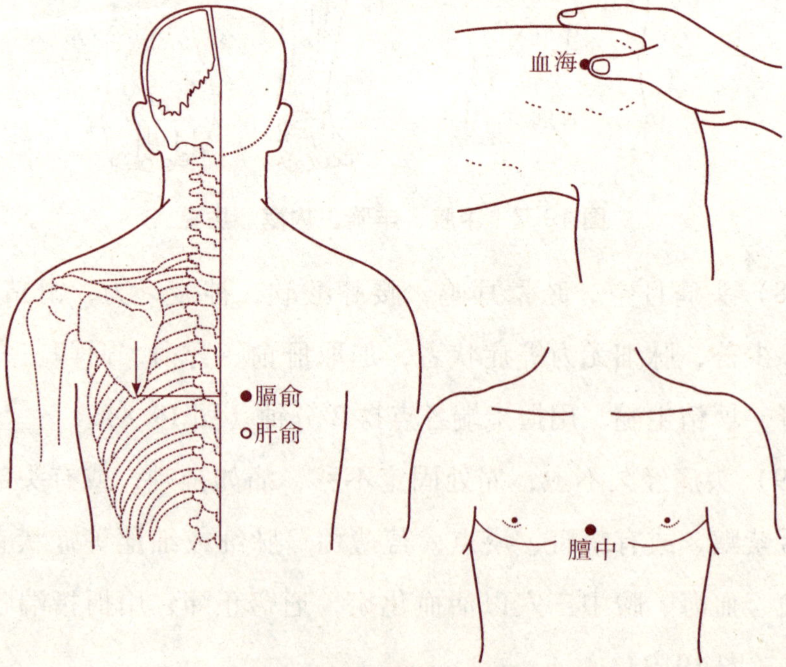

图 19. 9　膈俞、膻中

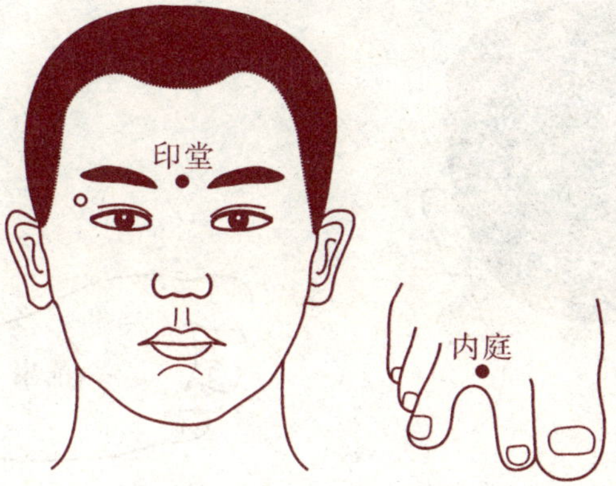

图 19.10　印堂、内庭

（10）前额痛者，加印堂、内庭二穴，用拇指端点揉各 2 分钟（图 19.10）；偏头痛者加外关、足临泣二穴，用拇指端各点揉 2 分钟（图 19.11）；后头痛者加天柱，用拇指端点揉 2 分钟；颠顶痛用拇指端点揉涌泉穴（图 19.12）。

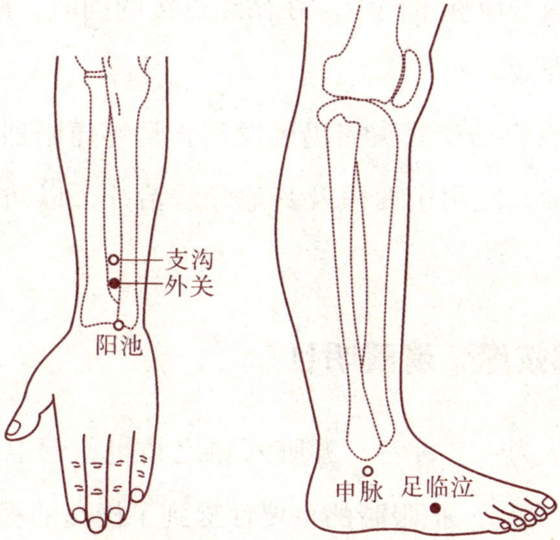

图 19.11　外关、足临泣

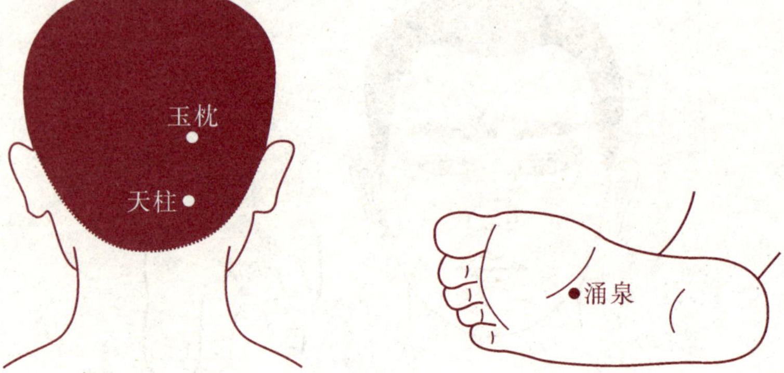

图 19.12

爱心小贴士

（1）头痛的治疗以局部与远端配合取穴为好；气、血、痰、肝阳等所致的头痛均应标本同治。在循经点按的同时，施以局部治疗，这样可以提高疗效。

（2）若经点穴治疗后头痛仍屡发不止且疼痛剧烈，须及早进行详细检查以确诊，配用中西医及其他疗法治疗，以防病情恶化，贻误时机。

二、眼部按摩，清醒明目

传统医学认为：“目者，五脏六腑之精也，营卫魂魄之所常营也，神气之所在也。”把眼睛的重要性提到了极高的程度。眼部按摩法主要是通过按摩以疏通眼部的经络来调和营卫，从而消除眼部胀痛、干涩，达到明目、醒脑、提神的作用。同时对远视、近视、散光等眼部疾病还有预防和治疗作用。

按摩时，首先要训练眼球的灵活性。端坐在椅子上，面对窗户，相距约 2 米，在窗户的上、下、左、右四个方向上各确定一个固定点，然后头部不动，转动眼球，沿顺时针方向，按顺序看四个点，看一遍就是使眼球转动 1 圈。开始转得要慢一些，以后逐渐加快速度。转 10 圈以后，再按逆时针方向转 10 圈。

然后，点揉眼部的穴位。主要是睛明、攒竹、球后三穴(图 19.13)。睛明穴在内眼角上方的凹陷处，将两手中指放在穴位上，用中等的力量，上下揉动 20~30 次，揉动的幅度要小，攒竹穴在眉毛内端下缘眼眶上，双手轻握拳，拳头抵在额部，拇指点在穴位上，用力按下，约 5 秒后突然松开，停 2~3 秒再按下，反复 10 次。球后穴在眼眶下缘，从外眼角起约 1/4 处，将两手中指放在穴位上，轻轻向内点揉 20 圈，然后再向相反方向点揉 20 圈。

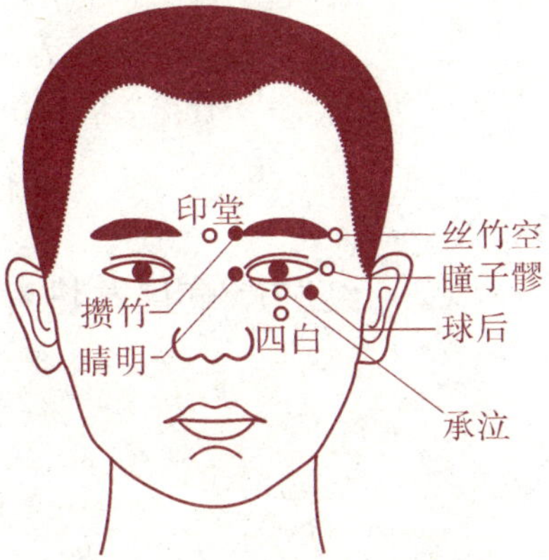

图 19.13　攒竹、睛明、球后

点揉穴位后，将两手大拇指放在两侧太阳穴上，其余 4 指弯曲，放在内眼角处，用食指第 2 节从内眼角到外眼角刮上眼眶，然后指起手回到内眼角，再用同样的方法刮下眼眶，一上一下为 1 次，反复做 15~20 次。

最后是揉眼皮。将两手食、中、无名 3 指指肚，放在两眼皮上，轻轻旋转揉动，向内向外各 15~20 圈。

三、睑腺炎（麦粒肿）

（1）治疗睑腺炎，可以指点二间、点攒竹（图 19.14）。将手握拳，在食指桡侧掌指关节前凹陷中就是二间。

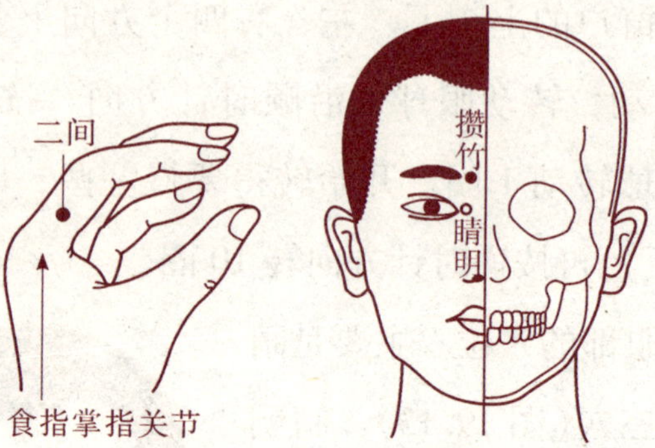

图 19.14 二间、攒竹

（2）红肿严重且发热者，应增加按点大椎、曲池（图 19.15）。

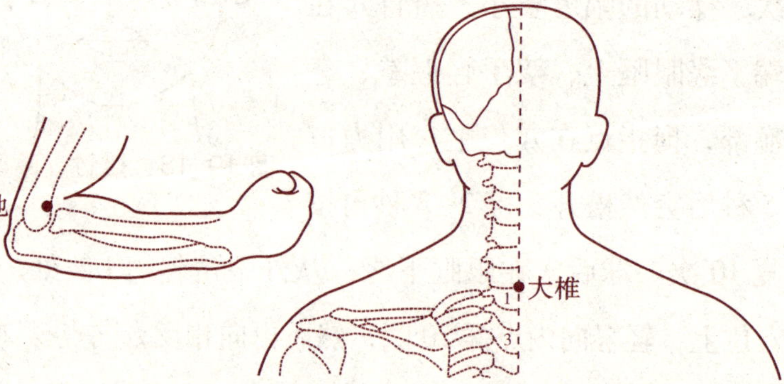

图 19.15 曲池、大椎

（3）麦粒肿的位置在上眼皮时加揉睛明，在外眼角时加揉瞳子髎、丝竹空，在眼睛中间时加揉鱼腰，在下眼皮时加揉承泣、四白。

四、假性近视与视疲劳

假性近视和眼睛疲劳都是长时间用眼过度引起的，除了闭目休息、远眺、做传统的眼保健操，还可以通过下面的方法进行保健治疗。

（1）轻点眼睛周围。将闭上眼睛状态的眼皮轻点到稍微有疼痛感。按法是用食指和中指点压眼窝。闭目点揉睛明、攒竹、印堂、瞳子髎、丝竹空、承泣、四白（图 19.16）。

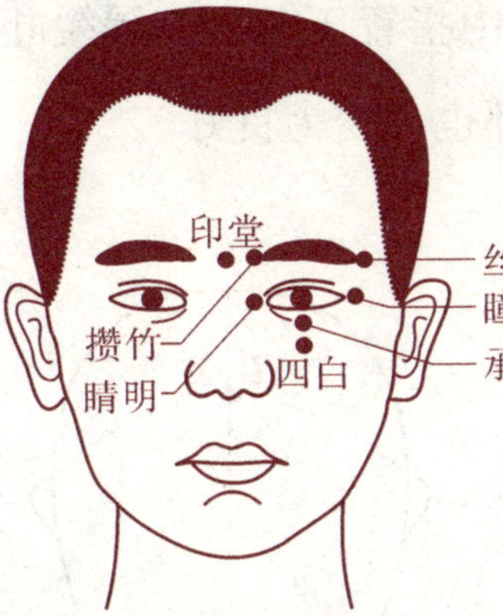

图 19.16　睛明、攒竹、印堂、瞳子髎、丝竹空、承泣、四白

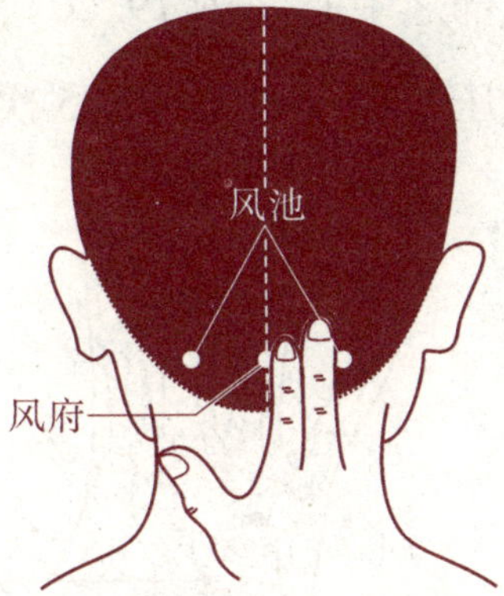

图 19.17　风池、风府

（2）点压风池、风府，（图 19.17）头部颈部放松，使用手指腹压 6 秒，重复 10 次。

（3）点压行间。行间穴是位于踇趾和第二趾之间，对眼睛和肝有较强的调节作用。指压时一面吐气，一面强压到稍微有疼痛感，如此重复 3~5 次。这个穴对运动不足、长期伏案而引起的眼睛疲劳最有效。再用同样的力度按揉光明穴 3~5 次（图 19.18）。

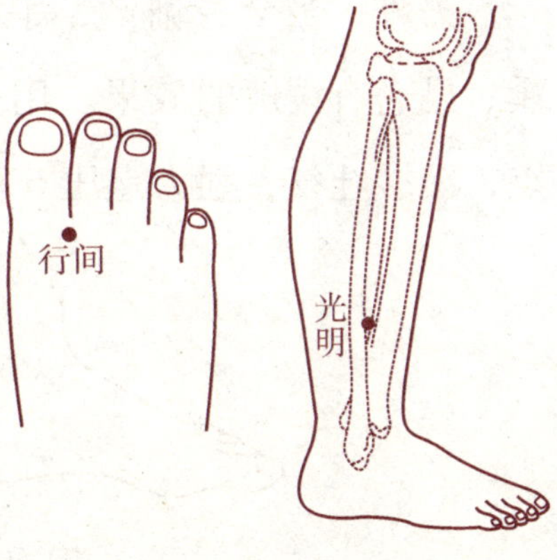

图 19.18　行间、光明

五、目眩、头昏眼花

治疗头晕目眩的穴位称为中渚穴（图 19.19），是在小指与无名指掌骨小头后缘之间凹陷处，用力点压，会有力量脱落的感觉。此穴位对目眩、站起来头昏眼花会马上见效。

在感到头重、头昏脑涨时，稍微强力地点压百会。百会在头的最上部之中心（图 19.20），将两手的中指置于其上，缓缓吐气，强力点压 6 秒，如此反复 5 次，血液循环也会变为良好。

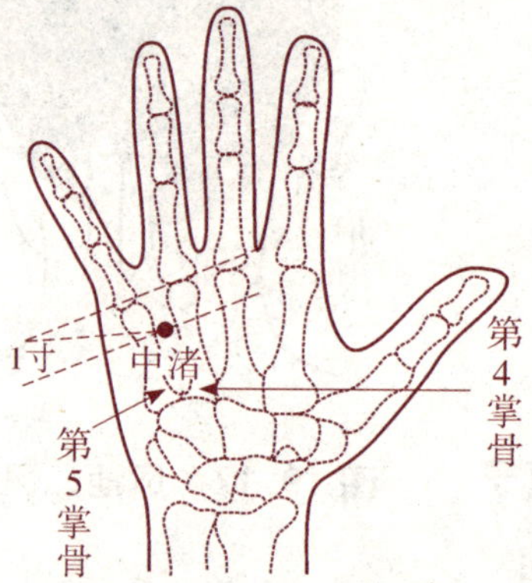

图 19.19　中渚

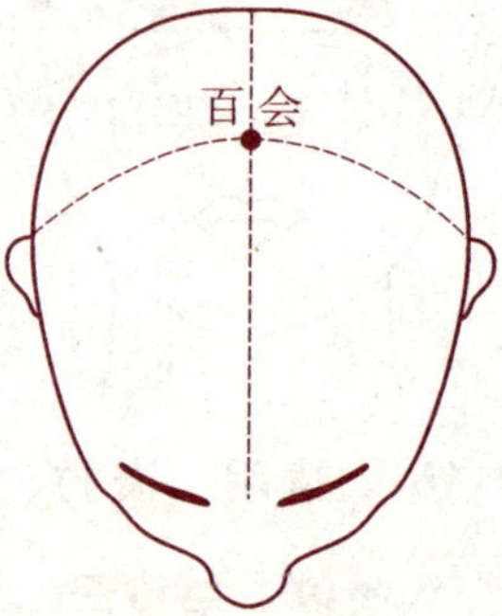

图 19.20　百会

另外，当全身慵懒、手脚冰冷、目眩、站立时头发晕，刺激太溪、昆仑有缓解的效果。用大拇指及食指抓住脚踝的正后面这两个点，缓缓吐气，强力点压 6 秒，反复做 20 次（图 19.21）。

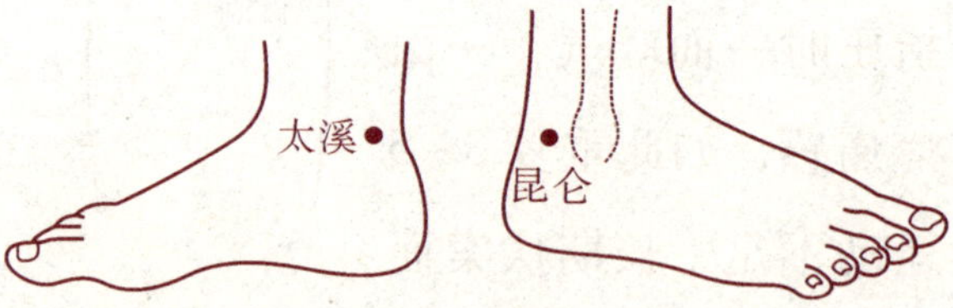

图 19.21　太溪、昆仑

六、耳鸣、耳聋

耳鸣是指患者自觉耳内鸣响，如闻蝉声，或如潮声。耳聋是指不同程度的听觉减退，甚至消失。耳鸣可伴有耳聋，耳聋亦可由耳鸣发展而来。两者临床表现和伴发症状虽有不同，但在病因病机上却有许多相似之处，均与肾有密切的关系。

《灵枢·口问篇》说："耳者宗脉之所聚也。"耳为全身经络分布最密的地方，十二经脉、三百六十五络的别气都走于耳，此外还有许多经脉注于耳。耳朵上有 260 个穴位，前面 200 个穴位，耳背 60 个穴位。祖国医学认为，人的耳朵就像一个倒置的胎儿，人体的每一个器官和部位在耳朵上都有相应的代表点——穴位。所以耳和全身的关系非常密切，耳的衰退也就是全身器官的衰退。耳好则全身好，延年又益寿。那么，怎样才能有效地防止耳鸣耳聋的出现呢？现介绍一种点穴疗法：

（1）先用食指和大拇指轻轻点揉按摩听会穴（在耳屏的前下方与小豁口平齐，张嘴时出现凹窝处）3 分钟（图 19.22）。

（2）击天鼓 50 次。即两掌搓热，用两掌心掩耳，十指按在后头部。再将食指叠在中指上，敲击枕骨下方，使耳内可闻及类似击鼓的声音。

（3）用已搓热的两手掌心捂住两耳，手掌与耳朵完全封闭，然后两掌突然松开，这样重复捂耳 50 次。

（4）用食指和大拇指，先从上至下点捏耳郭，然后从下至上点捏，这样反复点捏至双耳有发热感，共点捏耳郭 100 次。

（5）点按摩合谷穴 20 次（图 19.23）。

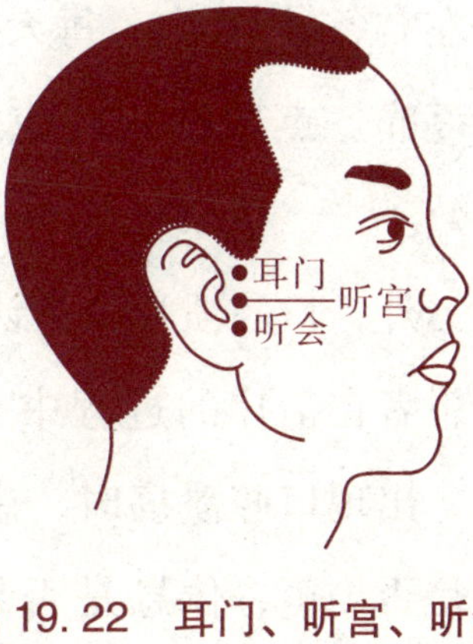

图 19.22 耳门、听宫、听会

以上动作每天早晚分别做一次，此外，在耳鸣发作时及时按摩，长期坚持可见成效。

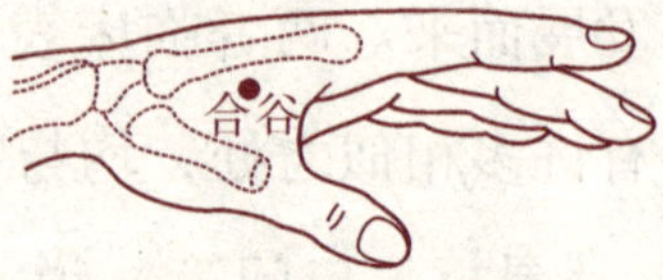

图 19.23　合谷

七、口腔炎

口腔炎是口颊、舌边、上腭、齿龈等处发生溃疡，周围红肿作痛，溃面有糜烂。中医认为本病由脾胃积热，心火上炎，虚火上浮而致。由于口腔炎的原因不同，症状也不同。临床上分为卡他性、口疮性、水疱性、蜂窝织炎性、伪膜性、溃疡性及丘疹性等类型。无论是哪种口腔炎，其共同的临床症状都表现为流涎、食欲不振或采食缓慢、口腔恶臭，口腔黏膜潮红、增温、肿胀和疼痛。卡他性口腔炎这些症状最明显。如果患有这类疾病，给人们的生活带来许多不便，所以，我们要尽可能地采用有效手段来解决这一问题。

最简单的方法是点压“口内点”对治疗口腔炎非常有效。“口内点”位于掌面中指指根中央(图 19.24)，点压时一面缓缓吐气一面强压 6 秒，如此左右各做 10 次，每天做 3 次，就能治愈口腔炎和疼痛。点压“口内点”，对其他口内疾病也很有效。

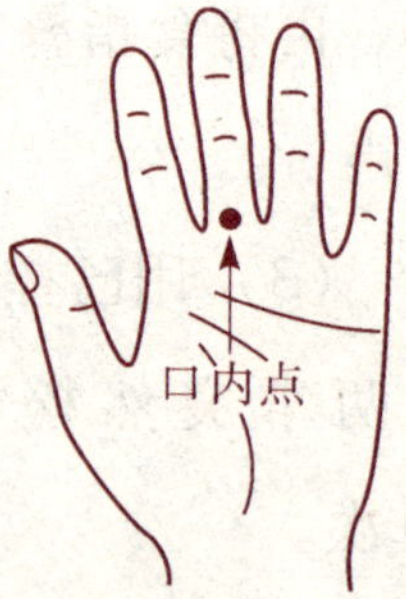

图 19.24　口内点

另外，口腔溃疡也被认为是体质变弱的信号，所以患者在治疗的过程中，也不应忽略加强身体健康，改善体质。同时，出现口腔溃疡时，患者若也感到身体疲乏，就应检查及了解营养是否均衡，休息是否足够，并适量补充各种维生素和矿物质。平常应注意保持口腔清洁，常用淡盐水漱口，戒除烟酒，生活起居有规律，保证充足的睡眠。坚持体育锻炼，饮食应清淡，要多吃蔬菜水果，少食辛辣、厚味的刺激性食物，保持大便通畅。妇女经期前后要注意休息，保持心情愉快，多饮水，避免过度疲劳等，以减少口疮发生的机会。需要提醒的是，口腔内经久不愈的溃疡，由于经常受到咀嚼、说话的刺激，日久也有可能会发生癌变。特别是在与牙齿接触的那些部位，如存在着未拔除的残存破损的牙齿，或者佩戴的假牙制作不合适，其锐利边缘不断刺激、刮破了黏膜而产生溃疡，如不祛除刺激因素，溃疡不但不会痊愈，还会日益加重，这种经久不愈的溃疡，也有可能是一种癌前病损，极易癌变。如果有人经常罹患口腔溃疡的话，就需要注意上述的问题。

第二十章 其他

一、中暑

中暑是发生于夏季的一种急性病，病情有轻重之分。中暑轻证主要表现为头痛、头晕、胸闷、恶心、呕吐、口渴、发热、汗出，烦躁不安，全身疲乏无力，精神不振，肢体自觉酸痛等症状。重证中暑的患者除上述症状外，还有肢体发冷、面色苍白、心慌气短、全身汗出，严重者可出现神志昏迷、腓肠肌痉挛，以及四肢抽搐等。

方法一：

(1) 取穴：人中、大椎、曲池、内关、足三里、三阴交、太溪、曲池、十宣、商阳、委中、太冲。

(2) 操作方法：先将患者移至阴凉通风处，冷敷额部，取卧位，轻者先掐大椎、点曲池、内关、合谷 2~3 分钟，用泻法，强刺激；然后点揉气海、关元、足三里、三阴交、太溪 2 分钟，用补法。重者掐人中、指甲根、曲池或十宣、商阳，每穴掐 2~3 分钟，用泻法，强刺激，直至患者苏醒，然后点按足三里、委中、太冲、大敦穴各 2 分钟，用平补平泻法。

方法二：

还可以先重掐人中，再掐十宣，交替进行，手法必须要快速敏捷。再指掐内关、中冲、合谷（图 20.1），或者指掐大杼、肩井，此法也可以用于过度疲劳引起的头晕胸闷、四肢无力、不思饮食、脸色苍白、晕厥等。

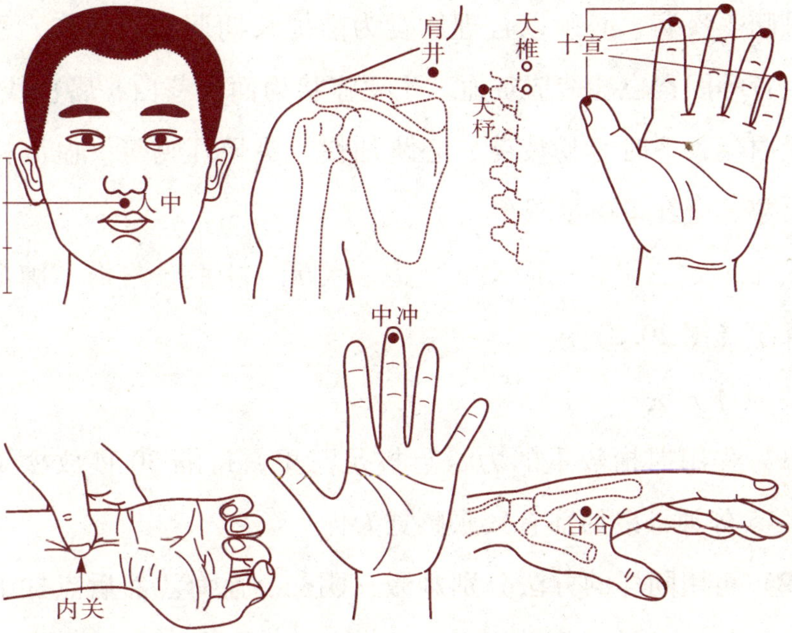

图 20.1　人中、十宣、内关、中冲、合谷、大杼、肩井

爱心小贴士

（1）应卧床休息，补充液体。

（2）重证中暑出现循环衰竭，脱水昏迷等严重病情时，应争取时间采取中西医结合措施抢救。

（3）中暑昏迷者，应注意与流行性乙型脑炎、脑型疟疾相区别。

二、贫血

虽然现在物质丰富，生活水平提高，贫血的患者越来越少，但是，有很多儿童因家长不懂得怎样合理搭配食物，由于营养不良造成贫血；也有年轻女性为减肥长期进食太少造成贫血。首先要排除血液脏腑等疾病，必须以合理饮食为前提长期调整。外伤、手术失血，生育等因素也能造成贫血。主要症状为面色苍白，唇色浅发白，眼睑呈白色，平时容易疲劳、心跳加快、头晕耳鸣等。血液检查红细胞总数、血红蛋白量减少。

1. 取穴足三里、三阴交、血海、关元、中脘、气海、脾俞、胃俞、肾俞（图 20.2）。

2. 具体方法

（1）先用拇指较重的力量点按足三里，每隔 30 秒放松 10 秒，反复 3~5 分钟，以局部有酸胀感觉为佳。

（2）再用同样的方法分别刺激三阴交、血海。然后点揉上述其他穴位各 3~5 分钟。每日或者隔日 1 次。2 个月为 1 个疗程。

另外，还可以采取以下方法：选取神门穴（补）、太渊穴（补）、合谷穴（泻）、复溜穴（补）、隐白穴（补）、三阴交穴（补）、足三里穴（补）、太阳穴（补）、风池穴（补）、百会穴（补）、膻中穴（补）、巨阙穴（补）、中脘穴（泻）、气海穴（补）、天枢穴（补）、期门穴（泻）、膈俞穴（补）、肝俞穴（补）、脾俞穴（补）、肾俞穴（补）等穴，每穴点揉、放各 50~70 次。

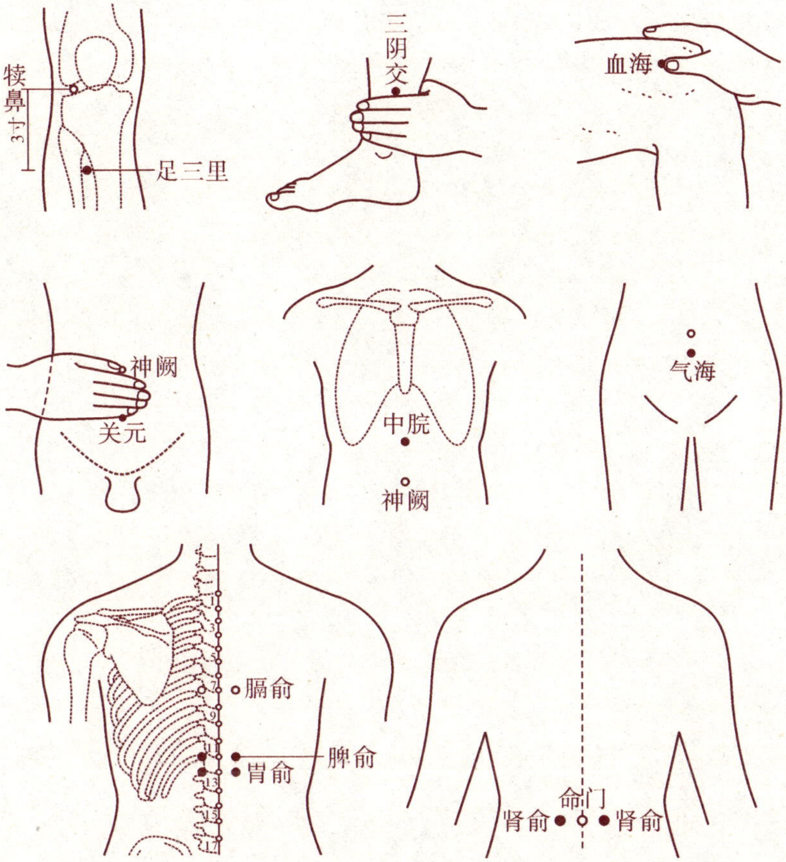

图 20.2　足三里、三阴交、血海、关元、中脘、气海、脾俞、肾俞